How to deal with delirium, insomnia, depression, forgetfulness

レジデント必読　病棟での

せん妄・不眠・うつ病・もの忘れに対処する

精神科の薬もわかる！

編集　小川 朝生

国立がん研究センター東病院精神腫瘍科

MEDICAL VIEW

本書では，厳密な指示・副作用・投薬スケジュール等について記載されていますが，これらは変更される可能性があります。本書で言及されている薬品については，製品に添付されている製造者による情報を十分にご参照ください。

How to deal with delirium, insomnia, depression, forgetfulness
（ISBN 978-4-7583-0237-1 C3047）

Editor：OGAWA Asao

2022. 10. 10 1st ed

Medical View Co., Ltd.
2-30 Ichigaya-hommuracho, Shinjuku-ku, Tokyo 162-0845, Japan
E-mail ed@medicalview.co.jp

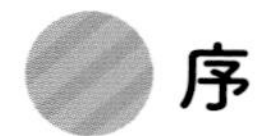

序

治療を確実に進め，その効果を最大限に発揮させるためには，治療とともに適切な精神心理的支援を提供することが重要です。

精神心理的支援は，単なるカウンセリングマインドには留まりません。実際に，超高齢社会を迎え，入院患者の多くは高齢者です。入院中の身体管理においては，高齢者の併存症に対応し，機能低下を最大限防ぐことが重要になります。その点で，せん妄や認知症の行動心理症状への対応など，高齢者の身体管理に直結する技術は避けて通れません。あわせて高齢者では不眠の頻度も高く，その対応も求められます。せん妄のリスクを避けつつも，患者・病棟のニーズに対応することは，マネジメントを行ううえで必須といえます。

このことは，外来診療においても同様です。認知症をもつ高齢者の評価・対応はもとより，適切に治療内容を説明し，同意を取得するためには，本人の特性を押さえることも重要です。

しかし一方で，精神科の初期研修だけでは上述のような一般・急性期病院でのマネジメントに直結した精神症状管理の仕方について，十分に触れられない現状もあります。なんとかその橋渡しをできないか，その思いが今回の企画の始まりでした。

「病棟で精神症状にスマートに対応したい」，「身体管理に直結する精神的・行動上の問題に対して，まず何をすればよいかを知りたい」，「向精神薬の使い分けを知りたい」といった臨床のニーズに応えることを目指して作成しました。急性期医療で身体管理をスムーズに行うために押さえておきたいポイントを解説するとともに，よりスムーズに進めるための要所にも触れるようにいたしました。また，まれではありますが，リスク管理上知っておきたい「死にたい」との訴えや虐待，発達の特性をもつ方への対応など，対応に悩む場面も取り上げています。

執筆は，急性期医療の臨床・教育の第一線で活躍されているコンサルテーション・リエゾン精神医学のエキスパートの先生方に協力をいただきました。COVID-19対応で多忙ななか，お力添えをいただきましたことに，この場を借りまして篤く感謝を申し上げます。

本書が皆さん方と臨床の場を共有するきっかけになりましたら幸いです。

2022年9月

国立がん研究センター東病院精神腫瘍科長

小川朝生

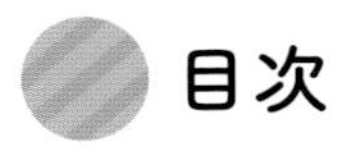

目次

Part I　病棟で遭遇するトラブルに対処する！

Part Ⅲ 知っておきたい最近の話題

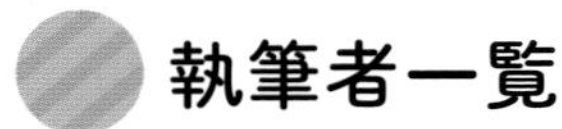

執筆者一覧

編集

小川朝生	国立がん研究センター東病院精神腫瘍科長

執筆（掲載順）

谷口充孝	大阪回生病院睡眠医療センター・副院長
小川朝生	国立がん研究センター東病院精神腫瘍科長
谷向　仁	京都大学大学院医学研究科人間健康科学系専攻先端リハビリテーション科学コース先端作業療法学講座脳機能リハビリテーション学分野准教授
藤澤大介	慶應義塾大学医学部医療安全管理部／精神神経科准教授
吉村匡史	関西医科大学リハビリテーション学部作業療法学科教授
北浦祐一	パナソニック健康保険組合松下記念病院精神神経科部長
池田俊一郎	関西医科大学医学部 精神神経科学講座講師
安井玲子	虎の門病院精神科医長
岩田有正	国立がん研究センター東病院精神腫瘍科
井上真一郎	岡山大学病院精神科神経科
大谷恭平	神戸市立医療センター中央市民病院精神・神経科医長
上村恵一	国家公務員共済組合連合会斗南病院精神科科長
佐賀雄大	岩手県立中央病院精神科科長
榎戸正則	国立がん研究センター東病院精神腫瘍科
大原伸騎	高知大学医学部寄附講座児童青年期精神医学
小松静香	高知大学医学部寄附講座児童青年期精神医学
高橋秀俊	高知大学医学部寄附講座児童青年期精神医学特任教授
野畑宏之	医療法人心療内科新クリニック副院長
大西秀樹	埼玉医科大学国際医療センター精神腫瘍科教授
副島沙彩	国立がん研究センター東病院精神腫瘍科

略語一覧

	略語	英語	日本語
A	ACP	advance care planning	アドバンス・ケア・プランニング
	ABC	Air way, Breathing, Circulation	—
	AUDIT	Alcohol Use Disorders Identification Test	—
	AD	Alzheimer's disease	アルツハイマー型認知症
	AHI	apnea hypopnea index	1時間当たりの無呼吸および低呼吸回数
	ADHD	attention deficit hyperactivity disorder	注意欠陥多動性障害
	ASD	autism spectrum disorder	自閉スペクトラム症
B	BT-I	Behavior Therapy for Insomnia	不眠症状に対する行動療法
	BPSD	behavioral and psychological symptoms of dementia	認知症の行動・心理症状
	BZ	benzodiazepine	ベンゾジアゼピン
C	CAGE	Cut down, Annoyed, Guilty, and Eye-opener	アルコール依存症スクリーニングテスト
	CTZ	chemoreceptor trigger zone	化学受容器引金帯
	CBT-I	Cognitive Behavior Therapy for Insomnia	不眠症状に対する認知行動療法
	CRAFT	Community Reinforcement And Family Training	コミュニティ強化と家族訓練（依存症患者の家族を対象としたプログラム）
	CPAP	continuous positive airway pressure	在宅持続陽圧呼吸療法装置
	COVID-19	coronavirus disease 2019	新型コロナウイルス感染症
D	DLB	dementia with Lewy bodies	レビー小体型認知症
	DIT	Distress and Impact Thermometer	つらさと支障の寒暖計
	DSM-5	Diagnostic and Statistical Manual of Mental Disorders-5	不眠障害の診断基準
E	ECT	electroconvulsive therapy	電気痙攣療法
	EPS	extrapyramidal symptoms	錐体外路症状
F	FTD	frontotemporal dementia	前頭側頭型認知症
G	GAD-7	Generalized Anxiety Disorder Scale-7	全般性不安障害7項目スケール
H	HAPPY	Hizen Alcoholism Prevention Program by Yuzuriha	—
M	MacCAT-T	MacArthur Competence Assessment Tool for Treatment	—
	MCI	mild cognitive impairment	軽度認知障害
	MI	motivational interviewing	動機付け面接
	MARTA	multi-acting receptor targeted antipsychotics	多元受容体作用抗精神病薬
N	NCSE	nonconvulsive status epilepticus	非けいれん性てんかん重積
	NaSSA	noradrenergic and specific serotonergic antidepressant	ノルアドレナリン作動性・特異的セロトニン作動性抗うつ薬
	NRS	Numerical Rating Scale	—
O	OARS	Open Question, Affirm, Reflective Listening, Summarize	開かれた質問，是認，聞き返し，要約
	OSA	obstructive sleep apnea	閉塞性睡眠時無呼吸
P	PHQ, PHQ-9	Patient Health Questionnaire	—
R	RLS	restless legs syndrome	むずむず脚症候群
S	SED-11Q	the Symptoms of Early Dementia-11 Questionnaire	—
	SSRI	selective serotonin reuptake inhibitor	選択的セロトニン再取り込み阻害薬
	SDA	serotonin dopamine antagonist	セロトニン・ドパミン受容体拮抗薬
	SNRI	serotonin noradrenaline reuptake inhibitor	セロトニン・ノルアドレナリン再取り込み阻害薬
T	TDS	Tobacco Dependence Screener	ニコチン依存症に関わるスクリーニングテスト
	TTM	Trans Theoretical Model	多理論統合モデル
V	VaD	vascular dementia	脳血管性認知症
	VAS	Visual Analogue Scale	—

I

病棟で遭遇する
トラブルに対処する!

不眠，どうする？

- **不眠は入院時や外来でよくみられる症状**ですが，入院時などの**急性不眠では適切な睡眠薬**，外来での**慢性不眠では非薬物療法的**アプローチが重要です。
- 不眠は身体 / 神経疾患に伴う場合もありますが，うつ病や不安障害，統合失調症など**精神疾患では重篤な不眠**が生じやすいので注意が必要です。
- 慢性不眠では，**睡眠日誌の記載**と，臥床時間の制限や規則正しい起床時刻の指導など**非薬物療法（認知行動療法）**を行います。
- 睡眠薬はできるだけ副作用の少ない薬剤を選択し，**不眠が改善すれば減薬や休薬**を検討します。

1. どうしますか（67歳，女性）

- 不眠を主訴に外来を受診。夫と二人暮らし。
- 入眠には１～２時間かかり午前３時ごろに中途覚醒して，その後，あまり眠れない。
- 眠れないと日中の倦怠感が強く，治療中の血圧が高くならないか心配。
- 昼間，ソファに座っているときや，夜間，テレビを見ていると，眠気がして居眠りすることもあるが，いざ，夜間，布団につくとかえって目が冴えてしまう。
- 夜間の臥床時間は10～11時間で，午後９時ごろに就寝する。起床時刻は日によって多少違うが，午前８時ごろに起床することが多い。また，昼間に昼寝をとることもある。

2. 段取りはこの順で

①不眠を診断する。
②緊急性のある不眠の評価を行う。
③不眠のタイプを評価する。
④不眠の原因を考える。
⑤スリープヘルス（睡眠衛生）の指導を含めた認知行動療法を行う。
⑥薬物療法を行う。
⑦睡眠薬の調整と有害事象のモニタリングを行う。
⑧不眠治療のゴールを考える。

❶ 不眠を診断する

- 布団に入っても眠れないで困った場合，それは不眠です。しかし，救急当直で忙しくて仮眠をとれなかった場合，それは不眠ではありません。

Point 不眠の診断には以下の 3D が必要

Difficulty initiating or/and maintaining sleep.
入眠困難および睡眠の維持の障害

Despite adequate opportunity for sleep.
睡眠をとるための適切な機会があるにもかかわらず

Daytime impairment
疲労感，眠気など日中の機能障害

❷ 緊急性のある不眠の評価を行う

- 睡眠は心のバイタルサインとして最も重要です。精神疾患で不眠はよくみられる症状であり，精神疾患の発症や増悪と強く関連します。特に緊急性の高い**重篤な精神疾患**(統合失調症，うつ病など)になると，不眠は必発し，全不眠になることもあります。
- 身体疾患などで入院した場合に生じる不眠は，**せん妄の可能性**があります。せん妄では，不眠や睡眠覚醒リズムの異常は最も多く認められる症状です。患者から不眠を訴えられなくても，看護師の記録などでせん妄の疑い(注意の障害など)があれば，full-blown のせん妄にならないように適切な介入を行いましょう。

❸ 不眠のタイプを評価しよう

(1)急性不眠と慢性不眠

- 不眠の持続期間により，急性不眠(3 カ月未満)と慢性不眠(3 カ月以上)に分けられます。この 2 つは，病態や治療が異なります。

急性不眠 (3 カ月未満)

- 試験や心配事などのストレス，旅行や入院などによる寝室環境の変化がもたらす一過性の不眠です。原因となる状況がなくなれば不眠は解消します。
- **治療の第一選択は薬物療法(睡眠薬)**です。

慢性不眠（3カ月以上）

- 冒頭で呈示したケースは慢性不眠です。
- 3カ月以上持続します。急性不眠の原因となったストレスなどがなくなっても，不眠に対する不安や睡眠衛生（スリープヘルス）の問題によって持続（慢性化）する不眠です。
- 慢性不眠のサブタイプとしては，精神生理性不眠，逆説性不眠（睡眠状態誤認），特発性不眠，の３つがあります。
- **治療の第一選択は非薬物療法（認知行動療法）**ですが，実際の医療では非薬物療法と薬物療法とが併行して行われることが多いです。

参考 慢性不眠のサブタイプ

精神生理性不眠

- 冒頭で呈示したケースは精神生理性不眠と不適切なスリープヘルスです。
- 慢性不眠のなかで最も多いタイプです。
- 眠ろうとする努力が逆に覚醒度を上げてしまい，余計に不眠が増悪する悪循環によるものです。睡眠不足の悪影響など睡眠や不眠を学習すればするほど意識してしまい，不眠が強化されるので，「**学習による不眠**」ともよばれます。
- テレビを見たり，電車の中で座っているときなど，**眠ろうと努力しないでいる状況では眠気がする**のに，いざ，就寝すると目が冴える傾向が生じます。

逆説性不眠症（睡眠状態誤認）

- 家族の報告などからは比較的睡眠がとれています。また，患者の申告する不眠による睡眠不足に相応するような日中の眠気や居眠りなどもなく，**客観的には睡眠不足の所見はみられません**。
- 「この２週間まったく眠れなかった」など，**重篤度の高い不眠を訴える**ことが多く，ときに家族や医療者を困らせます。

特発性不眠

- 本来不眠のない小児期より出現し，寛解することがなく，生涯にわたって続きます。
- 不眠の素質的な要因が大きいため，非薬物療法（認知行動療法）のみでは改善が困難なことが多く，薬物療法での対応が必要です。

不適切なスリープヘルス（睡眠衛生）

- 就寝前のカフェインの摂取や日中の長時間の昼寝など，後で取り上げる不適切な睡眠衛生によって生じる不眠です。
- もちろん，不眠の治療ではスリープヘルスの指導が重要です。

(2) 不眠のタイプを評価する

入眠困難，中途覚醒，早朝覚醒

- 下にあげた３つのうちどの不眠のタイプかを評価します。最も多いのは入眠困難ですが，入眠困難＋中途覚醒といった複数のタイプをもつこともあります。
- 不眠のタイプによって，原因が異なります。また，睡眠薬の選択の際にも重要です。

入眠困難

・最も多い不眠のタイプ。

・不安や緊張が関与することが多い。

・睡眠相後退症候群，むずむず脚症候群。

中途覚醒

・夜間頻尿，閉塞性睡眠時無呼吸，入眠困難のみであったのが，不眠の進行に伴って中途覚醒も伴うようになることも多い。

早朝覚醒

・うつ病，アルコール飲酒，早すぎる就寝時刻。

❹ 不眠の原因を考えよう

- 不眠は不安障害やうつ病など精神疾患に伴う症状としてよくみられますが，その他，身体 / 神経疾患の疼痛や尿意などに伴う覚醒刺激も不眠の原因となります。この場合，不眠の原因となっている原疾患の対応をまず考えましょう。
- 不眠の原因は，複数の要因が積み重なっていることが多いですが，解決可能な原因に対して介入します。
- 不眠になった際に新たな薬剤の処方や増量についてチェックします。嗜好品にも注意が必要です。
- 閉塞性睡眠時無呼吸やむずむず脚症候群といった睡眠関連疾患に伴う不眠を見逃さないようにします。

(1) 精神疾患に伴う不眠

- 不眠は精神疾患の症状として高率に生じます。まず，精神疾患に伴う不眠ではないかを見極めましょう。

(2) 不眠を生じやすい身体 / 神経疾患

- 夜間頻尿：夜間に2回以上の排尿は，60歳代では男性約40%，女性約30%，70歳代では男性約60%，女性約30%に認められることが報告されており，**高齢者では排尿で中途覚醒すること自体，普通のこと**です[1]。

不眠を生じやすい疾患

- ・疼痛を伴う疾患（関節リウマチ，頸椎症，がんなど）
- ・瘙痒を伴う疾患（アトピー性皮膚炎など）
- ・更年期障害：不眠は男性より女性のほうが高く，更年期以降，不眠が増加します。
- ・呼吸器疾患（COPD，喘息など）
- ・認知症（アルツハイマー型認知症，脳血管性認知症）
- ・パーキンソン病

（文献1を参考に作成）

(3) 不眠をきたす可能性のある薬剤

不眠を引き起こす可能性のある薬剤

- ・**抗うつ薬：選択的セロトニン再取り込み阻害薬**［**SSRI**（フルボキサミン，パロキセチン，セルトラリン）］，**セロトニン・ノルアドレナリン再取り込み阻害薬**［**SNRI**（ベンラファキシン，デュロキセチン，ミルナシプラン）］
- ・**抗てんかん薬**：ラモトリギン
- ・**覚醒刺激薬**：メチルフェニデート，モダフィニル
- ・**認知症治療薬**：ドネペジル
- ・**抗パーキンソン薬**：**レボドパ含有製剤，モノアミン酸化酵素阻害薬**［**MAO-B**（セレギリン）］
- ・**ドパミン遊離促進薬**（アマンタジン）
- ・**β遮断薬**：プロプラノロール，カルベジロール，ラベタノール，メトプロロール，ナドロール，ピンドロール
- ・**副腎皮質ホルモン**：ステロイド
- ・**気管支拡張薬**：テオフィリン

- 薬剤の処方や増量が不眠の発症や増悪と関連している場合には，可能であれば薬剤の変更や減薬を検討します。また，ドネペジルなどは夕食後から朝食後に変更すれば不眠が改善する場合もあります。

- 抗うつ薬では過眠を呈することが多いですが，逆に不眠も生じる場合があります。

(4) 嗜好品

- カフェインは直接の覚醒作用はありませんが，睡眠を誘導するアデノシンの拮抗薬として覚醒作用が生じるため，服用後しばらくしてから覚醒作用が生じ，また長時間にわたります。
- アルコールは半減期の非常に短い薬物です。このため，睡眠前半は深睡眠に入りますが，中途覚醒が生じ夜間の後半の睡眠を悪化させます。また，耐性も生じやすい薬物です。
- さらに，**アルコール依存の患者では，断酒後も 1 年以上，睡眠の状態が回復しない**ことが報告されています。睡眠の専門医が，アルコールを睡眠薬の代わりに使わないように注意するのは，こうした理由です。

(5) 不眠を呈する睡眠関連疾患

- **閉塞性睡眠時無呼吸**と**むずむず脚症候群**は，遭遇する機会が多い睡眠関連疾患です。専門外でも疾患の知識を身につけ，必要な場合には専門医へ紹介します。

閉塞性睡眠時無呼吸（obstructive sleep apnea；OSA）

- **有病率の高い睡眠関連疾患**です。
- AHI(apnea hypopnea index；1 時間当たりの無呼吸および低呼吸回数)5/hr 以上が睡眠時無呼吸の診断基準になっていますが，一般的には，中等症の AHI 15 ～ 20/hr 以上で，臨床的意義があると考えられます。
- 肥満のある中高年男性に多いですが，女性でも，睡眠時無呼吸のプロテクト効果がある女性ホルモンが減少する更年期以降に増加します。
- 日中の眠気だけでなく，睡眠中の尿量増加に伴うトイレ覚醒や熟睡感欠如といった不眠を訴える場合もあります。
- 高血圧や狭心症，脳梗塞など心血管系疾患，糖尿病など生活習慣病とも密接に関連します。
- **治療**は下記の通りです。
- **軽症(AHI 5 ～ 15)**：体重減量，**体位指導(側臥位での就寝)**，アルコールやベンゾジアゼピン(benzodiazepine；BZ)系睡眠薬の見直し
- **軽症～中等症(AHI 5 ～ 30)**：**口腔内装置**
- **中等症～重症(AHI 20 ～ 30/hr 以上)**：**在宅持続陽圧呼吸療法装置(continuous positive airway pressure；CPAP)**

むずむず脚症候群（restless legs syndrome；RLS）

- 臨床的に問題となるむずむず脚症候群の有病率は，日本やアジア諸国は欧米に比べ少なく，1 ～ 2%程度と報告されています。ただし，**重篤な不眠症状**を呈する場合が多いので注意が必要です。
- 診断は，**①じっとしていられない不快感（urge to move）**，**②夜間の増悪（worse at night）**，**③安静時の増悪（worse at rest）**，**④運動時の軽減（motor relief）**の 4 つすべてを満たす必要があります。ときに末梢神経障害による不快感など **RLS 様に似た疾患（RLS mimics）との鑑別**が困難な場合もあります。
- **小児期にも発症**することがあります。こうした場合，授業中にじっとすることができないなどの症状で，注意欠陥多動性障害（attention deficit hyperactivity disorder；ADHD）と診断されやすく，また，ADHD とも併存しやすいことが報告されています。
- 病態生理は未解明ですが，ドパミン・鉄欠乏との関連が考えられています。
- ハイリスクの因子として，透析中の患者，妊婦，鉄欠乏性貧血，家族歴があります。
- 下肢の不快感を訴えることが多いですが，臀部や上肢などに生じることもあります。
- **抗うつ薬など向精神薬によって悪化する場合**があります。
- **治療**は下記の通りです。

処方例　①クエン酸第一鉄ナトリウム（フェロミア®）　**1 回 50 ～ 100 mg　1 日 1 回内服（朝食後）**

②プラミペキソール（ビ・シフロール®）　**1 回 0.125 ～ 0.25 mg　1 日 1 回内服（就寝 1 時間前）**

- カフェインは増悪させる場合があるので，夕方以降は控えてもらいます。潜在的な鉄欠乏（フェリチン 50 ～ 70ng/mL 以下）であれば，鉄補充します。
- ドパミン作動薬のプラミペキソール（ビ・シフロール®），ロチゴチン（ニュープロ®），α δ リガンドのガバペンチンエナカルビル（レグナイト®）が保険適用です。**服用時刻は RLS 症状が生じる少し前が勧められます**。
- ドパミン作動薬は長期使用に伴い **augmentation**（より早期の時刻の出現，下肢だけでなく上肢など身体部位の広がりなど）が生じることが多いため，なるべく低用量とします。

- BZ 系薬剤のクロナゼパム(ランドセン®，リボトリール®)が使用されることも多いですが，エビデンスはありません。**BZ 系薬剤を安易に投与すると，無意識に布団から起き上がり，外傷を生じることもあるので，注意が必要**です。

❺ スリープヘルス(睡眠衛生)の指導を含めた認知行動療法を行いましょう

- 入院などに伴う急性不眠の治療の第一選択は薬物療法ですが，**慢性不眠の治療の第一選択は非薬物療法**です。
- 慢性不眠の非薬物療法では，**睡眠衛生(スリープヘルス)の指導，認知行動療法(Cognitive Behavior Therapy for Insomnia；CBT-I)**および**行動療法(Behavior Therapy for Insomnia；BT-I)**が使われます。

(1)睡眠日誌を活用しましょう

- **図1** は呈示したケースの睡眠日誌です。
- 睡眠衛生(スリープヘルス)の指導や認知行動療法を行う際にも，睡眠日誌は有用です。
- 就寝・起床時刻，臥床している時間(夜間および日中)，睡眠をとった時間などを記載します。
- 不眠だけでなく，過眠を訴える場合にも睡眠不足や睡眠覚醒リズムの異常を把握するのに有用で，睡眠医学では必須のツールです。

図1 睡眠日誌

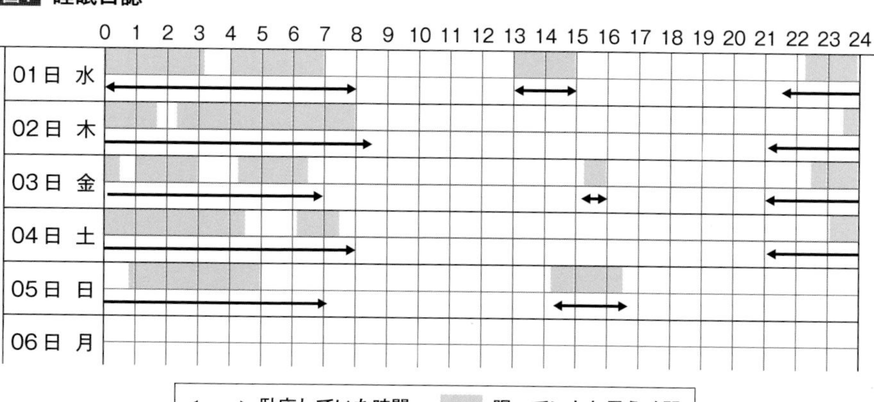

注意 **具体的な指導をしよう！**
スリープヘルスは不眠だけでなく良い睡眠をとるために重要ですが，患者にリーフレットを渡して読んでもらっただけでは，あまり効果は期待できません。必ず患者に具体的な指導をしましょう。

(2) 睡眠衛生（スリープヘルス）の指導

- 就寝前 4 時間以内のカフェイン摂取を避ける
- 寝酒や就寝前の喫煙はやめる
- 起床時刻を一定にする
- 朝食をとる
- 年齢に応じた睡眠時間をとる
  25 歳：約 7 時間，45 歳：約 6.5 時間，65 歳：約 6 時間
- 就寝 1 時間前にはスマートフォン，パソコンなどの画面を閉じ，起床時に光を浴びる
- 日中に適度な運動を行う（ただし，就寝 3 ～ 4 時間以内の激しい運動は避ける）
- 寝床ではなるべく時計を見ない
- 自分にあった就寝前の眠りやすいルーチンをつくる（音楽を聴く，ヨガや呼吸法など）
- 昼寝は午後 3 時まで，30 分以内
- 快適な寝室環境を整える

（文献 2 を参考に作成）

(3) 認知行動療法（CBT-I），行動療法（BT-I）

- 慢性不眠の原因は，過覚醒，睡眠ホメオスタシス（睡眠の恒常性），体内時計からなり，この 3 要因に対して介入を行うのが認知行動療法です。
- **過覚醒**は**眠ろうとする努力や不安**によって覚醒度がより高くなることなどで生じます。
- **睡眠ホメオスタシス**は，覚醒している時間が長いと眠りやすくなる傾向で，**寝床に入っている時間が長いと睡眠ホメオスタシスを悪化**させます。
- **体内時計**には，主時計の視交叉上核が重要ですが，消化管などの体内の組織にも末梢時計が備わっています。ヒトの体内時計の 1 日は 24 時間よりも少し長く，このため，その調整が必要です。**主時計の調整には朝の光，末梢時計の調整には朝食**が重要です。

- **臥床時間の制限**といった行動療法的アプローチが主に行われます。
- 米国では不眠の認知行動療法は，コンピュータベースで行われることも増え，日本でも健康保険の適用となるアプリが申請されています。
- **行動療法的アプローチ（呈示のケースの場合）**は次の通りです。

> **1．臥床時間の制限**
> ・臥床時間 10 ～ 11 時間を 8 時間に短縮。
> ・原則，昼寝を禁止。どうしても無理な場合には，午後 3 時までに 30 分以内。
>
> **2．最初に起床時刻を設定し，臥床時間から逆算して就床時刻を決定**
> 午前 7 時起床　→　就寝時刻　午後 11 時就寝
> 午前 6 時起床　→　就寝時刻　午後 10 時就寝
> ・上記のアプローチでも，睡眠効率（睡眠時間 / 臥床時間）が 80 ～ 85%以下の場合には，さらに臥床時間を 7 時間，6 時間に制限（6 時間以下には短縮しない）。

❻ 薬物療法を行う

- 薬物療法については，睡眠薬の項で詳しく説明します（→ p14 ～）。

❼ 睡眠薬の調整と有害事象のモニタリング

- 睡眠薬の項（→ p14 ～）で説明します。

❽ 治療のゴールを考える

- 不眠が改善したら**治療のゴール**を考えます。
- 慢性不眠の治療の第一選択は非薬物療法ですが，これは治療終了後も，薬物療法に比べて非薬物療法のほうが不眠の改善が維持されるからです。
- 治療のゴールを考える時期ですが，不眠だけでなく，**不眠に伴う不安や日中の機能障害が改善**していることが条件となります。

> だいたい，
> **睡眠時間 6 時間以上**
> **睡眠効率（睡眠時間 / 臥床時間× 100%）80 ～ 85%以上**
> **入眠潜時 30 分以下**
> **中途覚醒時間 30 分以下**
> が目安です。

(1) 基礎疾患や病態に応じた対応

- 肝機能障害，呼吸機能障害，アルコールや薬物依存の不眠については，睡眠薬の項(→ p14 ～)で説明します。

がん患者

- がん患者では，不眠の有病率が高いことが報告されています。
- 特に**末期のがん患者はせん妄のリスク**が高く，BZ 系や非 BZ 系睡眠薬の使用はせん妄リスクとなるため，なるべく使用を避けます。
- また，米国食品医薬品局(Food and Drug Administration；FDA)から**オピオイドと BZ 系薬剤の併用は呼吸抑制などによる致死的な副作用**が生じることが警告されており，注意が必要です。

妊婦

- 妊娠中，特に**後期はむずむず脚症候群が生じやすい**ので注意が必要です。
- 睡眠薬は妊娠中の安全性は確認されていないため，なるべく処方を避け，処方する場合にはリスクベネフィットを考慮します。
- BZ 系睡眠薬は妊娠初期に胎児に与える影響が報告されており，FDA の基準ではトリアゾラムは妊婦に禁忌であるカテゴリー X に分類され，ゾルピデムなどの非 BZ 系睡眠薬，スボレキサントは危険性が否定できないカテゴリー C，ジフェンヒドラミンはヒトでの危険性の証拠がないカテゴリー B に分類されています。
- また，**乳汁中にも睡眠薬は分泌**されるので，原則，授乳中も睡眠薬は控えてもらいましょう。

交代制勤務や夜勤に伴う不眠

- ヒトは昼行性の動物ですから，どうしても夜勤明けの昼間の睡眠は，夜間の睡眠に比べるとよく眠れなくなります。以下の対応を考えます。
- **勤務明けでは強い光を避けてもらう**：勤務終了後に覚醒度を高め，体内時計に影響する光を避けることが重要で，特に光の強い夏などでは，サングラスや帽子を深くかぶるなどの対策を指導します。
- **まとまった睡眠がとれない場合には分割睡眠**：昼間の睡眠では，夜間と同じように長時間の睡眠をとることは難しいので，夜間のように睡眠をまとめてとるのではなく，睡眠を**主睡眠と副睡眠に分割**してとったほうがよい場合もあります。
- 例えば，勤務終了後の睡眠は 4 ～ 5 時間にして，一度覚醒して生活してもらい，その後，再び勤務前に 2 ～ 3 時間睡眠をとってもらうほうがよいこともあります。

- **どうしても不眠で支障があれば睡眠薬**：持ち越し作用を考慮して，半分の臨床用量からオレキシン受容体拮抗薬，半減期の短い非 BZ 系睡眠薬を処方します。

- せん妄や緊急性のある不眠を見逃さない！
- 慢性不眠の治療に睡眠薬ではなく，まず，非薬物療法的アプローチを考える！
- 閉塞性睡眠時無呼吸，むずむず脚症候群も知っておこう！

文献

1）日本排尿機能学会夜間頻尿診療ガイドライン作成委員会 編：夜間頻尿診療ガイドライン．ブラックウェルパブリッシング，2009，p25.

2）厚生労働省健康局 編：健康づくりのための睡眠指針 2014．https://www.mhlw.go.jp/file/06-Seisakujouhou-10900000-Kenkoukyoku/0000047221.pdf

不眠の薬物療法，どうする？

- 薬剤の安全性を考慮し，**第一選択としてオレキシン受容体拮抗薬，第二選択としてGABA 受容体作動性睡眠薬（ベンゾジアゼピン系，非ベンゾジアゼピン系睡眠薬）**を処方します。
- **単剤が基本**。**低用量から開始し用量調整**をしますが，なるべく低用量で維持します。
- **持ち越し作用による残遺眠気**や，オレキシン受容体拮抗薬では悪夢，GABA 受容体作動性睡眠薬では依存性や**せん妄の誘発**，**睡眠中の異常行動**に注意します。

- **睡眠薬は不眠を治す薬剤ではありません**。このため，基本的には睡眠薬を休薬すると元の不眠の状態に戻るので，慢性不眠の治療の第一選択は**不眠そのものを改善する非薬物療法（認知行動療法，行動療法）**です。
- ただし，入院などで生じる急性不眠や精神疾患に伴う不眠では，ほとんどの場合，最初から睡眠薬が必要です。
- 睡眠薬は使い慣れた薬剤が選択されることが多いと思いますが，ぜひ医学的な知識に基づいた睡眠薬を選択するよう心がけてください。

1．睡眠薬処方の原則

- 有効性と安全性から，患者のプロファイルに応じた睡眠薬を選択します。
- **低用量から開始**し，効果と有害事象をモニタリングして用量を調整します。できるだけ低用量で維持します（**start low, go slow**）。
- **できるだけ単剤，併用は合理的な併用**にします。併用する場合には作用機序の異なる睡眠薬の併用とします。
- 原則，**就寝前の服用**です。ベンゾジアゼピン（benzodiazepine；BZ）系睡眠薬や非 BZ 系睡眠薬では就寝より前に服用して用事をすると，前向性健忘で，その行動が記憶にないこともあります。
- **不眠時頓服か定期服用か**を考えましょう。

注意 頓服の使い方

急性不眠の場合には不眠時頓服でもよいですが，慢性不眠の場合は不眠時頓服として処方すると，特に睡眠薬に抵抗のある患者の場合には，寝床について眠れない場合に睡眠薬を服用するかどうか悩んでしまい，かえって覚醒度を高めてしまいます。

- **不眠が改善したら休薬**を考えましょう。

2. 睡眠薬の選択と使い方

❶ 第一選択　オレキシン受容体拮抗薬の使い方

- 選択できる睡眠薬のなかで，安全性と有効性から**最も理想に近い睡眠薬**と位置付けられるのが，オレキシン受容体拮抗薬です。
- 現在，日本で承認されているオレキシン受容体拮抗薬は，スボレキサント（ベルソムラ®）とレンボレキサント（デエビゴ®）の 2 つです。オレキシン受容体にはオレキシン 1 受容体（OX1R）とオレキシン 2 受容体（OX2R）があり，両方の受容体に覚醒・睡眠の作用がありますが，OX2R のほうが覚醒・睡眠への作用は強いことが報告されています。
- レンボレキサントとスボレキサントの効果の違いは，それほど顕著ではありませんが，レンボレキサントのほうがスボレキサントに比べ入眠作用が強く，また，用量調整が可能なことから第一選択として使用しやすい薬剤です（**表1**）。
- **睡眠薬の処方は低用量からの開始**が基本です。このため，レンボレキサント 5 mg から開始し，効果不十分の場合には 10 mg に増量します。

表1 レンボレキサントとスボレキサントの比較

	レンボレキサント（デエビゴ®）	スボレキサント（ベルソムラ®）
作用機序	オレキシンデュアルアンタゴニスト（OX1R < OX2R）	オレキシンデュアルアンタゴニスト（OX1R > OX2R）
用量	2.5 mg，5 mg，10 mg	10 mg，15 mg，20 mg
入眠困難（睡眠前半の不眠）の改善作用	○	△
中途覚醒・早朝覚醒（睡眠後半の不眠）の改善作用	○	○
用量調整	可能	不可*
主な副作用	残遺眠気，悪夢	残遺眠気，悪夢
薬剤相互作用（CYP3A 阻害薬との併用）	○（強い CYP3A 阻害薬では 2.5 mg）	△（強い CYP3A 阻害薬では併用禁忌，CYP3A 阻害薬との併用では 10 mg）**
重度の肝障害での使用	×	△（慎重投与）
一包化	○	×
粉砕での使用	○	×

*米国では 10 mg から開始し，高齢者では 15 mg，非高齢者では 20 mg に用量調整。
**米国では強い CYP3A 阻害薬では，5 mg に減薬すれば併用可能。

- **オレキシン受容体拮抗薬が効果を発揮するには高い受容体占拠率が必要なので，用量依存の効果ではなく，併用はあまり効果が期待できません。**
- **CYP3A の薬剤との併用では注意**しましょう。クラリスロマイシンなど強力な CYP3A 阻害作用の薬剤との併用ではレンボレキサント 2.5 mg に減量します。
- 空腹時の服用とします。睡眠薬は胃酸や胃内容排出速度など食事との影響を受けやすいです。レンボレキサントに限らず，基本的に，睡眠薬の服用は空腹時に最大の効果が得られます。

処方例 レンボレキサント（デエビゴ®） 1 回 5 mg 1 日 1 回 内服（就寝前）

参考 オレキシン受容体拮抗薬の注意点

①オレキシン受容体拮抗薬はエビデンスが乏しい薬剤

- オレキシン受容体拮抗薬は日本では非常によく使われる睡眠薬ですが，承認されている国は日本や米国など数カ国です。
- また，米国では薬価の高いこともあり，ほとんど使われていません。

②自覚的な入眠作用は弱い

- 中途覚醒や早朝覚醒には効果はかなり高いのですが，入眠困難に対しては催眠作用の強い BZ 系睡眠薬や高用量の BZ 系睡眠薬に対しての効果に比べると劣ります。

③特有の有害事象の出現（ナルコレプシー様症状）

- オレキシンの欠乏したナルコレプシー患者では，眠気以外に，情動脱力発作や入眠時幻覚（悪夢），睡眠麻痺（金縛り）が出現します。
- 悪夢の頻度が高いですが，こうしたナルコレプシー様症状に関しても注意が必要です。

④把握されていない副作用が生じるリスク

- オレキシンという神経ペプチドは，覚醒睡眠のシステムに重要な働きをしますが，それ以外にもさまざまな作用をもっていることがわかっています。
- 例えば，オレキシンはストレス防御反応に関連するため，動物実験ではストレスが加わった際に生じる心拍数増加が生じない，CO_2 濃度の上昇に伴う呼吸反応がみられないといった報告があります。
- 添付文書でも**中等度および重度の呼吸機能障害を有する患者には慎重投与**となっています。

❷ 第二選択　GABA 受容体作動性睡眠薬（BZ 系，非 BZ 系睡眠薬）の使い方

- オレキシン受容体拮抗薬では効果不十分な場合などには，GABA 受容体に作用する非 BZ 系（Z drug）や BZ 系睡眠薬を考慮します。
- 非 BZ 系睡眠薬は BZ 系睡眠薬に比べ，筋弛緩作用や長期使用時の耐性などの副作用が軽減された薬剤です。
- ゾルピデムはよく使われる非 BZ 系睡眠薬ですが，長期使用中止時の離脱症状のデータに乏しく，また，後述する睡眠中の異常行動のリスクが特に高いため，私見ですが，エスゾピクロンのほうが使いやすいです。

処方例　エスゾピクロン（ルネスタ®）　1 回 1 ～ 2 mg　1 日 1 回　就寝前

❸ その他の睡眠薬

(1) メラトニン受容体作動薬：ラメルテオン（ロゼレム®）

- 体内時計の主時計である視交叉上核に作用する睡眠薬。
- 入眠困難に対して適応されますが，効果は弱いです。
- 重篤な副作用が少ないです。
- **睡眠覚醒リズムに対する効果**が期待できます。睡眠覚醒リズムの前進作用を期待する場合には低用量で，通常の就寝前より早い時刻に処方します。
- 作用する体内時計の改善には時間がかかるため，不眠時の頓服としては不向きです。
- **フルボキサミンとは併用禁忌**です。

(2) 鎮静系抗うつ薬　トラゾドン塩酸塩（レスリン®），ミルタゼピン（レメロン®，リフレックス®）

- 保険適用外ですが，鎮静系抗うつ薬，**特にトラゾドン塩酸塩は米国で睡眠薬として非常によく使われています**。
- 入眠困難に対する作用は強くありません。BZ 系薬剤への依存性やせん妄リスクの高い場合，ほかの睡眠薬との併用で使われることが多いです。
- **起立性低血圧を生じる**ことがあり，起床時にふらつきが生じる患者では注意が必要です。転倒リスクは非 BZ 系薬剤に比べても高いという報告もあります[1)]。

⑶抗ヒスタミン薬

- ヒドロキシジン(アタラックス®)は筋注も可能なことから，しばしば入院時の不眠時指示薬として使用されます。また，市販薬で塩酸ジフェンヒドラミンも販売されています。
- 第一世代の抗ヒスタミン薬はせん妄リスクとなる**抗コリン作用**をもつので，**BZ 系薬剤と同様にせん妄に対する注意**が必要です。

3. 睡眠薬の調整と睡眠薬の有害事象のモニタリング

- 睡眠薬はなるべく低用量から開始し，慎重に増量します。**特に高齢者は血中濃度が上昇**しやすく副作用が生じやすいので，注意が必要です。例えば，ゾルピデム(マイスリー®)を処方する場合，5 mg から開始し高齢者ではできるだけ 5 mg で維持します。
- 睡眠薬は**単剤が基本**です。最初に選択した睡眠薬での効果が認められない場合には，別の睡眠薬にスイッチするか，作用機序の異なる睡眠薬や鎮静系抗うつ薬との併用を考慮します。
- 睡眠薬の開始・増量時には睡眠薬の有害事象をモニタリングします。有害事象は服用の翌朝から出現する場合が多いですが，クアゼパム(ドラール®)などの**長時間作用型の BZ 系睡眠薬では，残遺眠気やふらつきなどの有害事象が 1 週間程後に生じる場合**があるので注意が必要です。

4. 睡眠薬の有害事象

❶ 持ち越し作用

- 持ち越し作用による**残遺眠気**は，睡眠薬でよくみられる有害事象です。眠気のみではなく，疲労感や注意力低下などで訴えられる場合もあります。また，BZ 系や非 BZ 系睡眠薬では認知機能障害やふらつきもみられます。
- 添付文書の**半減期はあくまで目安**です。睡眠薬の薬物動態は年齢や合併症だけでなく，かなり個人差があります。たとえ短時間作用型の睡眠薬でも持ち越し作用による残遺眠気が生じることもあります。
- 短時間作用型の睡眠薬では投与および増量の翌朝に最も注意が必要ですが，半減期の長い長時間作用型の睡眠薬では 1 週間ぐらいしてから出現する場合もあります。

❷ 転倒

- 睡眠薬だけでなく，**不眠もまた転倒リスク**になります。
- 翌朝だけでなく，**中途覚醒時の転倒**にも注意が必要です。最高血中濃度到達時間(T_{max})ではふらつきなどによる転倒リスクが高く，半減期の短いBZ系や非BZ系睡眠薬では最高血中濃度が高値になりやすいので，この時間帯の離床には注意が必要です。

❸ 耐性，依存性，離脱症状(反跳性不眠)，乱用

- BZ系睡眠薬では，1～3カ月以上使用すると耐性や依存性がしばしば出現することが報告されています。
- BZ系および非BZ系睡眠薬では，減薬や休薬時に，不眠や不安，焦燥感，動悸などの離脱症状が生じることがあります。なかでも元の不眠の状態よりも増悪する反跳性不眠はよくみられます。
- 離脱症状は短時間作用型では中断1～2日後，長時間作用型では2～5日目に生じます。数日でピークに達し，1～3週間ぐらいでゆっくりと消退します。

注意 反跳性不眠の生じやすい薬剤
- **BZ系薬剤>非BZ系薬剤**
- **短半減期>長半減期**
- **高力価>低力価**

❹ 前向性健忘

- BZ系および非BZ系睡眠薬では，睡眠薬を服用してから薬剤の効果が消失するまでの行動の記憶がない一過性の前向性健忘を生じることがあります。
- **短時間作用型，高力価の薬剤**で生じやすい傾向があります。

❺ 脱抑制(逆説性興奮)

- BZ系および非BZ系睡眠薬はときに興奮や不穏を呈する脱抑制を生じることがあり，せん妄の発現の要因の1つとして考えられます。
- 反跳性不眠と同様に，**高用量，短半減期，高力価のBZ系睡眠薬**や，非BZ系睡眠薬のなかでも特にゾルピデムでは注意が必要です。

❻ 睡眠中の異常行動（睡眠時随伴症）

- 睡眠中知らない間に異常行動を生じることがあります。多くはパンやお菓子を食べるなどの摂食異常です。
- 米国食品医薬品局（Food and Drug Administration；FDA）から，特に**非BZ系睡眠薬で睡眠中の異常行動リスクが高い**ことが警告され日本でも同様の警告がなされ，ゾルピデム，ゾピクロン，トリアゾラムに関しては睡眠時随伴症の既往がある患者では禁忌となりました。

5. 睡眠薬の相互作用

❶ CYPsに関連した薬剤

- 睡眠薬のほとんどは，**肝臓のCYPsによって代謝**される薬剤です。通常，薬剤は複数のCYPsによって代謝されますが，トリアゾラムなど1つのCYPに代謝が大きく依存している睡眠薬では，併用が禁忌となっている薬剤もあるので注意が必要です。

❷ 蛋白結合率

- 例えば蛋白結合率が高い睡眠薬であるゾルピデムを，同様に蛋白結合率が高い選択的セロトニン再取り込み阻害薬（selective serotonin reuptake inhibitor；SSRI）などと併用すると，ゾルピデムの作用が増強します。CYPsだけでなく，高用量での副作用が生じやすい睡眠薬を処方する場合には注意が必要です。

6. ケースに応じた睡眠薬の使い方

❶ 強い不眠を伴う精神疾患の場合

処方例
① フルニトラゼパム（サイレース®）　1回0.5～2mg　1日1回　内服（就寝前）
② レンボレキサント（デエビゴ®）　1回10mg＋エスゾピクロン（ルネスタ®）　1回2mg　1日1回　内服（就寝前）

- 統合失調症やうつ病などの急性期で抗精神病薬だけでは不眠が改善しない場合には，強い鎮静作用をもつフルニトラゼパムを考慮します。
- また，効果不十分な際には合理的な併用を考え，作用機序の異なる睡眠薬を2剤までとします。

参考 **トリアゾラムやフルニトラゼパムはなぜ青い？**

トリアゾラムやフルニトラゼパムは，先発品だけでなくジェネリック医薬品も青い錠剤です。これは乱用を防ぐために規定されていて，水に錠剤を入れると青く染まります。こうして，飲料に混入されるなどを防ぐために青い錠剤に加工されています。

❷ せん妄およびせん妄リスクの高い不眠

処方例
①レンボレキサント（デエビゴ®） 1回5 mg 1日1回 内服（就寝前）
②トラゾドン塩酸塩（レスリン®） 1回25～75 mg 1日1回 内服（就寝前）
③ラメルテオン（ロゼレム®） 1回4 mg 1日1回 内服（夕食後）＋レンボレキサント（デエビゴ®） 1回5 mg 不眠時頓用

- せん妄の場合には不眠よりせん妄の治療を優先します。
- オレキシン受容体拮抗薬や鎮静系抗うつ薬を選択します。
- BZ系および非BZ系睡眠薬はせん妄リスクがあるため使用を避けますが，すでに処方がされている場合には急激な休薬もせん妄につながるため，まずは減薬を行います。
- 睡眠覚醒リズム異常の改善を考える場合には，低用量のラメルテオンを就寝より早めに投与します。

❸ 転倒リスクの高い不眠

処方例 レンボレキサント（デエビゴ®） 1回5 mg 1日1回 内服（就寝前）

- オレキシン受容体拮抗薬を低用量から開始します。
- 日中の残遺眠気などが懸念される場合には，2.5 mgから開始します。

❹ 肝障害患者

処方例
①スボレキサント（ベルソムラ®） 1回10 mg 1日1回 内服（就寝前）
②ロルメタゼパム（ロラメット®，エバミール®） 1回0.5 mg 1日1回 内服（就寝前）

- 睡眠薬など多くの向精神薬は脂溶性薬剤です。肝臓で代謝され尿や胆汁から排出されるため，肝障害時には肝臓のクリアランスが低下し，血中濃度がかなり上昇する傾向があり注意が必要です。レンボレキサントは重度の肝障害では禁忌となっています。

- 例えば，ゾルピデムは健康成人の血中濃度の半減期は約2時間ですが，肝硬変患者では約10時間まで延長し，持ち越し作用が生じやすくなります。
- 肝代謝には，肝障害時には活性の低下するCYPsによる第Ⅰ相反応と第Ⅱ相反応のグルグロン酸抱合からなり，ロルメタゼパムはCYPsで代謝されないため，肝障害の影響は少ない薬剤です。

❺ 腎障害患者

- 睡眠薬は腎障害でも血漿蛋白量，分布容積などが変化し，血中濃度が上昇する場合があるので，各薬剤のDI(drug information)情報を確認し通常より減量して開始します。
- 腎障害，特に人工透析中の患者では**むずむず脚症候群(restless legs syndrome；RLS)**を生じやすくなります。RLSの患者にBZ系や非BZ系睡眠薬を処方すると，睡眠中に異常行動を生じ外傷や転倒を起こすことがあります。

❻ 呼吸器疾患患者

処方例　ラメルテオン(ロゼレム®)　1回8 mg　1日1回　内服(就寝前)

- 呼吸機能障害の場合に，最も安全性が高いのはラメルテオンです。
- 第二選択としては，オレキシン受容体拮抗薬や非BZ系睡眠薬を低用量から開始しますが，呼吸機能の悪化に注意が必要です。

❼ アルコール依存，薬物依存

処方例　①レンボレキサント(デエビゴ®)　1回5 mg　1日1回　内服(就寝前)
②トラゾドン塩酸塩(レスリン®)　1回25～75 mg　1日1回　内服(就寝前)

- アルコール依存や薬物依存の患者では，**依存性や習慣性のリスクが高いBZ系や非BZ系睡眠薬は回避**します。特に乱用の多い薬剤(エチゾラム，ゾルピデム，トリアゾラム，フルニトラゼパム)は使用を避けるべきです。
- 依存性の少ない鎮静系抗うつ薬，オレキシン受容体拮抗薬が第一選択ですが，オレキシン受容体拮抗薬には依存性がないというエビデンスはなく，その懸念がないわけではありません。

❽ 認知症に伴う不眠

処方例 ①レンボレキサント（デエビゴ®） 1回5 mg 1日1回 内服（就寝前）
②トラゾドン塩酸塩（レスリン®） 1回25～75 mg 1日1回 内服（就寝前）

- 認知症が進行すると，神経細胞の脱落によりアセチルコリンやノルエピネフリンといった覚醒作用をもつ神経伝達物質が低下するため，夜間の不眠だけでなく日中の傾眠という**不規則型睡眠覚醒リズム**に進行する場合が少なくありません。
- 不規則型睡眠覚醒リズム異常に対して確立された治療法はありません。
- 認知症，特にラクナ梗塞を含めた脳血管障害を合併する場合には，入院時に**せん妄を生じやすく**，BZ系や非BZ系睡眠薬は避けるべきです。
- 米国ではアルツハイマー型認知症の不眠にスボレキサント（ベルソムラ®）が適応となっています。レンボレキサントも，現在，アルツハイマー型認知症の不規則型睡眠リズム異常に対する臨床試験が進行中です。
- ラメルテオン（ロゼレム®）が作用する視交叉上核の神経細胞は，アルツハイマー型認知症では脱落しやすいため，進行したアルツハイマー型認知症では効果は期待しにくいと思われます。
- レビー小体型認知症では，オレキシンレベルが低いという報告があります。レム睡眠行動異常症が生じるリスクもあり，オレキシン受容体拮抗薬の処方は注意が必要です。

7. 睡眠薬の減薬，休薬

- 不眠が改善されている場合には，休薬を考えます。
- 休薬の手順は以下のようになります。

①減薬・休薬が可能なタイミングかどうかを見極める。
②非薬物療法（認知行動療法）を併用する。
③睡眠薬に応じた減薬・休薬スケジュールを考える。
④休薬ができない場合には減薬でも一定の成功と考える（harm reduction）。

❶ 減薬・休薬が可能なタイミングかどうかを見極める

- **不眠は再燃しやすい疾患**です。少し不眠が良くなったからといって睡眠薬を休薬すれば，元の不眠の状態に戻るだけではなく，不眠に対する不安なども強くなり折角の治療が元の木阿弥です。
- 不眠の改善を判断するためには，不眠症状だけではなく，**不眠以前の日常生活が可能となり，不眠に対する不安が消失している**ことを確認してください。

❷ 非薬物療法（認知行動療法）を併用する

- **睡眠日誌**は，ぜひ記載してもらいましょう。非薬物療法との併用は休薬の成功率を高めます。

❸ 睡眠薬に応じた減薬・休薬スケジュールを考える

- BZ 系睡眠薬は反跳性不眠のリスクがあるので，**減薬はゆっくりと行います（tapering）**。離脱症状を軽減するために 25 ～ 50%を 2 週間以上のインターバルで行います。非 BZ 系睡眠薬の場合には，顕著な反跳性不眠は生じないと考えられますが，休薬で不眠が元に戻るので，長期使用の場合には BZ 系睡眠薬と同様の tapering を行ったほうがよいと考えられます。
- 新規作用機序の睡眠薬は減薬せずに休薬可能と考えられます。

❹ 休薬が困難な場合，減薬を考える

- 完全に BZ 系睡眠薬が休薬できなくても，服用量が減ればそれだけ副作用は軽減されますので，減薬も一定の成功です（**harm reduction**）。

- 副作用の少ない睡眠薬を選択する！
- 睡眠薬の有害事象を頭に入れておこう！
- 不眠が改善したら，睡眠薬の減薬・休薬をする！

文献

1 ）Amari DT, et al: Fall risk, healthcare resource use, and costs among adult patients in the United States treated for insomnia with zolpidem, trazodone or benzodiazepine: a retrospective cohort study. Adv Ther 2022; 39: 1324-1340.

日本で使われている睡眠薬

*非BZ系睡眠薬(Z drug)

分類		一般名	代表的な商品名(®マーク省略)	臨床用量(mg)	注意すべき有害事情	備考
GABA受容体作動薬	超短時間型	トリアゾラム	ハルシオン	0.125～0.5	離脱症状(反跳性不眠)，前向性健忘，乱用，日中の不安	離脱症状が強い。長期使用で離脱症状で夜間の後半の不眠や日中の不安につながる場合がある。米国ではなるべく使用しない第二選択の薬剤と位置付けられている。
		ゾルピデム*	マイスリー	5～10	睡眠中の異常行動，乱用	夜間の摂食異常など睡眠中の異常行動が生じやすい(特に高用量)。
	短時間型	ゾピクロン*	アモバン	7.5～10	苦味，睡眠中の異常行動	苦味があり，朝から日中にも残存することがある。
		エスゾピクロン*	ルネスタ	1～3		ゾピクロンの光学異性体，副作用の苦味は軽減。
		エチゾラム	デパス	0.5～3	離脱症状(反跳性不眠)，前向性健忘，乱用	高用量でも承認があり，依存性や乱用に注意が必要。
		ブロチゾラム	レンドルミン	0.25	離脱症状(反跳性不眠)	–
		リルマザホン	リスミー	1～2		–
		ロルメタゼパム	エバミール，ロラメット	1～2		CYPsの影響を受けないため，肝障害でも使用しやすい。
	中間時間型	フルニトラゼパム	ロヒプノール，サイレース	0.5～2	離脱症状(反跳性不眠)，前向性健忘，乱用，残遺眠気	中時間作用型であるが，最高血中濃度到達時間が早いため，催眠作用が強い。乱用に注意。
		エスタゾラム	ユーロジン	1～4	離脱症状(反跳性不眠)，残遺眠気	–
		ニトラゼパム	ベンザリン，ネルボン	5～10	離脱症状(反跳性不眠)，乱用，残遺眠気	–

	長時間型	フルラゼパム	ダルメート，ベノジール	10～30	残遺眠気，ふらつき，離脱症状（反跳性不眠）	効果や副作用の評価に1～2週間が必要，離脱症状はマイルド。
		ハロキサゾラム	ソメリン	5～10		
		クアゼパム	ドラール	15～30		
メラトニン受容体作動薬		ラメルテオン	ロゼレム	8	残遺眠気	睡眠覚醒リズムの改善作用をもつ。
オレキシン受容体拮抗薬		スボレキサント	ベルソムラ	10～20	残遺眠気，悪夢	理想的な睡眠薬と考えられるが，日本以外の国ではほとんど使用されていない。
		レンボレキサント	デエビゴ	2.5～10		

せん妄，どうする？

- せん妄は高齢の入院・外来患者一般に認められる全身状態不良を示すサインです。予防とともに早期に発見し，速やかに対応することが原則です。
- せん妄の診断は注意障害を表す「つじつまのあわない会話」，「まとまりのない行動」，時間変動「特に気分の変動（夕方に怒りっぽくなる）が目立つ」に注意します。
- せん妄の主な原因に，薬剤（ベンゾジアゼピン系薬剤，オピオイド）と脱水，感染があります。原因を見落とさないよう注意します。
- 治療は原因の除去・対応が原則であり，あわせて苦痛の緩和・症状の軽減目的で抗精神病薬を用います。

1. どうしますか（86歳，女性）

- 高血圧にて外来通院中。独居で自立した生活を送っており，外来では認知症を疑うような様子はなかった。
- 3日ほど前から咳嗽とともに38.0℃の発熱，倦怠感，食欲不振が出現。
- 感冒と思って様子をみていたが，改善が乏しいため外来を受診，肺炎の疑いで治療目的に入院。脳梗塞の既往あり。
- 入院した夕方に，病棟スタッフが抗菌薬の点滴指示を実施しようとしたところ，「何をするんだ」と怒り出した。入院していることもわからない様子であった。きょろきょろと落ち着かず，会話をしようとしても，すぐに目線が外れ，あらぬ方向を見ている。
- 病棟スタッフより「落ち着かないので不穏時のエチゾラム（デパス®）を使ったが改善しない，指示が実施できない」とコールがあった。
- 訪室すると，「あなたはどうして勝手に家に上がってくるの！　すぐに出て行って！」と興奮している。病棟が落ち着かない様子だが，どのような対応をするべきだろうか？

2. 段取りはこの順で

①せん妄を同定する。
②低血糖やアルコール離脱を確認する。
③全身状態，バイタルサインを確認する。血糖，麻痺の有無を確認し，

低血糖と脳血管障害を鑑別する。
④症状と身体所見から，せん妄の原因を推定する。
⑤あわせて採血・採尿，胸部X線などを実施し，身体的原因を確認する。
⑥痛みなど身体的苦痛も推定し，スタッフとともに増悪因子を除去する。

❶ せん妄に気づく

Point 患者の様子がいつもと違う！（でも何が違うのかうまく言えない……）
この感覚を大事にしよう。

- 患者と対面したときに，「いつもの様子ではない。けれども何が違うのかと言われてもうまく言えない……」，「いつもと違ってハイテンションになっている（やたらしゃべる）」，「逆に変に不機嫌で黙っている。視線も合わさない」，「話が次々に飛んでまとまらない」，「いっぱい話すが，何を言いたいのかよくわからない」という経験をしたことはありませんか。
- 感情の変動とともに，発言や考えのまとまりの悪さが出てくる，次第にそれがひどくなり，ついには言葉が通じなくなる，このように急に疎通の悪さが出てくるのがせん妄です。
- せん妄は，身体疾患や環境的な負荷が加わったことにより脳が機能不全に陥った病態（脳不全）であり，**簡単にいえば「意識障害」です**。

注意の障害を同定しよう

- せん妄の症状は多様です。幻覚（主として幻視）や妄想，精神運動興奮などが挙げられますが，判断のポイントは，ほぼ確実に出現する**注意障害を見つけること**です。
- 注意は次の3点で評価します。

①関心をもつものを選択し集中できるか。
②向けた注意を維持できるか。
③必要に応じて別のものに注意を切り替え（転換）できるか。

- 注意の変化が一番目立つのは普段の会話です。通常の数分の問診のなかで，視線が合わない，ちょっとした物音でも驚いて視線を外す，応答がワンテンポ遅い，文脈からそれていく，言い間違いが目立つ，などに気づいたら疑ってみましょう。

注意 せん妄が病棟で非常によく見落とされている理由

①せん妄はどうせ入院中の一時的なものだし……という考え
せん妄を起こすと，半数以上が認知機能が落ちて退院します。その後も身体機能が落ちて，死亡率も上がることから，見落とせない状態です。

②検査に頼りがち（深刻な事態ならば検査に出るはず……）
でも出ないんです，これが。

③さっきはなんともなかったから……という判断
せん妄は数分の単位で変動することが特徴です。

❷ 患者背景を確認しよう。特に低血糖やアルコール離脱がないかを確認しよう

- 何か精神症状を疑う場合には，緊急性の観点から低血糖とアルコール離脱がないかをまず確認します。

❸ 全身状態，バイタルサイン，および血糖や麻痺の有無を確認しよう

- せん妄は意識障害を生じうる状態であれば，あらゆる場面で出現します。そのため全身状態を確認し，緊急性の高い状態かどうか必ず判断します。
- 臨床上，緊急性を要する低血糖と脳血管障害を鑑別するために，血糖値と麻痺の有無は確認しましょう。

❹ 症状と身体所見から，せん妄の原因を推定する

- 異常な行動が目立つことから，「行動さえ抑えれば（鎮静さえすれば）」になりがちです。しかし，せん妄の本体は意識障害です。意識障害をきたす原因の検索と，その対処を進める必要があります。
- せん妄は，主に脳自身の脆弱性を背景に，感染などの身体要因をきっかけに発症します。さらに痛みなどの促進要因が増悪を招きます。
- 緊急に対応するうえで，まず下の２点を押さえます。

①直接原因：せん妄発症の引き金となる要因
脱水，薬剤，感染，低酸素血症など。

②誘発・促進因子：直接せん妄を生じはしないものの，負荷をかけ，せん妄の重症化・遷延を招く。
痛みや身体的苦痛，強制的な臥床，睡眠リズム障害，痛みなど。

- **圧倒的に多い要因は脱水，感染，薬剤**の３つです。
- 脱水は，バイタル（頻脈）や口唇・皮膚の観察，尿量などで疑い，採血で確認します（**採血結果に頼るのは危険です**。異常値が出るよりも先に，せん妄が出現することがしばしばあるからです）。
- 感染は，呼吸器のほか，高齢者では尿路感染，褥瘡に注意します。
- 特に薬剤はせん妄の約３割に関係しています（**表1**）。不適切な使用がないか確認するため，見落としてはなりません。

表1 せん妄に関連する薬剤

診断時	主な場面
オピオイド	・不適切なタイトレーション，不十分な除痛が背景に多い。 ・せん妄の不安・焦燥を「痛み」として訴えている場合に，気づかずに疼痛時指示として使用されている場合がある。 ・トラマドールはしばしばせん妄の増悪因子になる（弱オピオイドだからせん妄になりにくいということはない）。
ベンゾジアゼピン系薬剤（注：非ベンゾジアゼピン系含む）	・軽度のせん妄を見落として，不眠時・不安時の約束指示が不適切に使用されている場合がある（ゾルピデム，トリアゾラムなど）。
ステロイド	・自己免疫疾患やがん薬物療法中の有害事象対策で投与する。
H_2 受容体拮抗薬	・抗コリン作用・抗ヒスタミン作用が関係する。リスクを知らずに投与されている場合がある。 ・近年ではOTC薬もあるので，処方歴だけでなく，購入して内服していないか確認しよう。
頻尿治療薬	・せん妄による不安・焦燥と，夜間頻尿との鑑別が困難なことから，しばしば処方されている。 ・抗コリン作用が強いため，せん妄が増悪する。

❺ あわせて採血・採尿，胸部X線などを実施し，身体的原因を確認しよう

- 通常，診察所見と基本的な項目の確認で十分対応できます。
- 緊急入院の場合では，食事の摂取不良（この１～２カ月での体重の急激な減少），胃の切除などの既往がある場合には，**ビタミンB群や葉酸値を確認すると同時に，予防的に投与します**（アルコールの多飲歴がなくとも，ビタミン欠乏が意外に多いことが知られています）。

❻ 痛み，便秘など身体的苦痛にも対応する

- 多くの場合，せん妄は身体的な原因に加えて，痛みや便秘などの身体的な苦痛，バルーン留置や点滴による強制的な臥床，身体抑制などの促進因子が重なり，症状を悪化させます。
- 少なくとも疼痛緩和は行いましょう。**疼痛緩和が図れるだけで，いわゆる不穏は落ち着く場合が多くあります**。
- 鎮痛薬は**高齢者の場合，まずアセトアミノフェン**を検討します（高齢者にトラマドールを使用するときには，せん妄を誘発することがしばしばあるため，注意してください）。

参考 せん妄では，患者は痛みを適切に伝えることが難しい

- せん妄では，記憶や注意の障害があるため，患者は痛みを適切に伝えることが難しくなります。numerical rating scale（NRS）やvisual analogue scale（VAS）の評価もつけられなくなることから，疼痛管理が止まりがちです。
- そんなときには，客観的に疼痛評価を行い，疼痛管理を続けましょう。
- 一般に，表情や行動（苦悶様の表情はないか，身構えるような動作はないか，など）と自律神経反応（頻脈や異常な発汗などの侵襲に伴う反応）を確認することで痛みの評価は行えます。

3. 薬物療法

- 抗精神病薬は，内服できるならば非定型抗精神病薬を，内服が難しければ**ハロペリドール（セレネース®）が第一選択**です。次の項目で詳しく取り上げます。

4. 家族への説明

- 家族は，急にコミュニケーションがとれなくなったことや，どのように対応をしてよいのかわからないことから，非常に負担を感じます。せん妄とその原因，治療について説明し，家族の不安を解くとともに，家族が介護を抱え込みすぎていないか，確認していきます。

● 不安を解くとともに，家族が側にいるだけでも十分であることを説明します。下記のように説明しましょう。

「せん妄は，身体的な問題によって生じた脳の機能障害です。急に認知症になったり，認知症が進んだものではありません。身体の原因を取り除いたり治療をすることで，症状の回復を図ることができます。ご本人は周りの状況がつかみにくくなり，不安になりがちです。ご家族がそばにいるだけで安心されます。」

これさえできれば

● まず，注意障害を見つける！「いつもとちょっと違う……」の感覚を大事にする！
● 低血糖，アルコール離脱は絶対見逃さない！
● 脱水，感染，薬剤がせん妄の３大要因！

せん妄の薬物療法，どうする？

- ほとんどの場合，**抗精神病薬を用いた薬物療法を並行して行います**。
- 薬物療法は抗精神病薬単剤での使用が基本です。内服が可能な場合には，非定型抗精神病薬を用いることが多いです。内服が難しければ**ハロペリドール（セレネース®）**が第一選択です。
- ベンゾジアゼピン系抗不安薬・睡眠導入薬の単独使用は，せん妄を悪化させる危険があるので避けます。

- せん妄は意識障害なので，治療は意識障害をきたした原因への対処です。どうしても臨床現場では問題行動がまず目につくことから，抗精神病薬の投与に流れがちですが，その前に原因の検索と対応を意識します。

1．抗精神病薬の使い方

- せん妄に対して抗精神病薬を使用する目的は，**注意障害の改善や幻覚・妄想などの精神症状の軽減**です。

注意 抗精神病薬は「眠剤」ではない

臨床では，抗精神病薬は「眠剤」との誤解が多くあります。「寝かす」ことを治療効果と誤解して用いると「寝かせるまで」投与しがちになり，**結果として過量投与となるため**注意しましょう。

- せん妄は身体的な要因で生じることから，抗精神病薬の投与も身体機能，合併症に配慮します。次の３つが原則です。

①可能な限り単剤で
②半減期の短い薬剤から選択し
③少量から様子を見つつ開始する

- 抗精神病薬の有効性はどの薬剤でもほぼ同等であることから，臨床では，半減期の短いクエチアピン（T_{max} 1/2 が約 3 時間）が最初に選択されることが多いです。
- ハロペリドールやリスペリドンも選択される薬剤です。両者とも鎮静作用はあえて弱く設計されている点に注意が必要です。

処方例 ①クエチアピン（セロクエル®） 1回12.5 mg 1日1回 内服（夕食後）
②リスペリドン（リスパダール®） 1回0.5 mg 1日1回 内服（夕食後）（内服困難時）
③ハロペリドール（セレネース®） 0.5アンプル（2.5 mg）を生理食塩液50 mLに混合し，30分で点滴静注

注意 ハロペリドールやリスペリドンは「弱い薬剤」ではない

- ハロペリドールやリスペリドンはしばしば患者が「寝ない」ので，「弱い薬剤」と誤解され，相当量で初期投与が開始されがちです。高齢者にハロペリドールを初期から1A投与（5mg）したり，リスペリドンを1mgから開始する事例がありますが，過量投与のリスクがあります。
- どちらも半減期は20時間以上あり，さらにリスペリドンは活性代謝物が腎排泄のため，腎機能低下時にはさらに遷延します。**高齢者の場合，1/2～1/3で少量から開始する**など注意します。

2. 抗精神病薬の有害事象

- パーキンソン症候群，アカシジアに注意します。
- アカシジアは急性に出現する不随意運動で，両下肢を中心とした不快感と，不安焦燥が出現します。落ち着かない様子がせん妄の増悪と間違われることがあるので，注意が必要です。
- 発生した場合は，下記のように対処します。

①原因となる抗精神病薬は中止する，あるいは錐体外路症状（→p106）の出現頻度の低い薬剤に切り替える（オランザピン，クエチアピンなど）
②ドパミン作動薬を用いる

- 焦燥感や不随意運動に対しては，β遮断薬やベンゾジアゼピン系抗不安薬で使用することがあります。

処方例 下記のいずれかを用いる。
①プロプラノロール（インデラル®） 1回10 mg 1日2回 朝夕食後
②アルプラゾラム（ソラナックス®） 1回0.2 mg 1日2回 朝夕食後

- 第一に半減期の短い単剤を選択する！
- パーキンソン症候群，アカシジアに注意！

せん妄の治療に用いる代表的な薬剤

薬剤(商品名)	投薬量	有害事象	備考
本文で取り上げた薬剤			
クエチアピン(セロクエル®)	1回12.5〜100 mg 1日1〜2回	鎮静効果が強い	・錐体外路症状のリスクが一番少ない非定型抗精神病薬である。 ・レビー小体病などパーキンソン症状のリスクが高い場合の第一選択薬である。 ・半減期が短い。
リスペリドン(リスパダール®)	1回0.25〜1 mg 1日1〜2回	6 mg/日以上でパーキンソン症状のリスク	・鎮静作用は弱めのため，精神運動興奮が強い過活動型せん妄には過量投与になりやすい。
ハロペリドール(セレネース®)	(注射剤) 1回1〜5 mg 1日1〜2回	4.5mg/日以上を連用すると錐体外路症状のリスク QTcモニタリング	・半減期が24時間弱と長い。鎮静作用は弱いので，注射薬のときには過量投与になりやすい。注意をしながら用いる。 ・興奮が強く，鎮静作用を求めるならば必要に応じてベンゾジアゼピン系を併用する。
本文で取り上げていない薬剤			
クロルプロマジン(コントミン®)	(経口) 1回5〜25 mg 1日1〜2回 (注射剤) 1回5〜25 mg 1日1〜2回	ハロペリドールより鎮静作用が強い α受容体阻害作用があり，血圧低下に注意	・精神運動興奮の強い過活動型せん妄や睡眠リズムを確保する目的で，**ハロペリドールでは不十分な場合**に用いる。
オランザピン(ジプレキサ®)	1回2.5〜5 mg 12〜24時間ごと	鎮静作用がdose limiting factorになる	・鎮静作用が強く，精神運動興奮の強い**過活動型せん妄**に用いられる。 ・高齢者や認知症に合併したせん妄，低活動型せん妄では鎮静効果が拮抗し，効果が劣る。
アリピプラゾール(エビリファイ®)	1回3〜24 mg 1日1回	アカシジア	・**低活動性せん妄に対して過鎮静を避ける**目的で用いる
アセナピンマレイン酸塩(シクレスト®) **保険適用外**	1回5 mg 1日1回		・**粘膜吸収型**の抗精神病薬である。 ・舌下投与が必要であり，嚥下してしまうと効果は期待できない。
ブロナンセリン貼付薬(ロナセン®テープ) **保険適用外**	1回20 mg 1日1回		・貼付型の抗精神病薬である。**内服・注射薬の使用が困難な場合**に用いる。 ・血中濃度の立ち上がりには時間を要する。また剥がしても，すぐに血中濃度の低下は期待しにくいので注意する。

物忘れ（認知症），どうする？

- 病棟で背景に認知症が隠れている症例に出会うことは少なくないため，認知症の基本を学び，臨床現場で気づき，どのようなことに気をつけて診療するかを知っておくことは大切です。
- 認知症に気づくためには，本人とよく話し，行動面を観察し，家族にも話を聞き，スクリーニング法を活用します。
- せん妄やうつ病との鑑別は重要です。
- 身体的苦痛への対応や社会制度の活用，他職種との連携も進めます。

1．どうしますか（78歳，女性）

- 肺がん（Stage 4）。化学療法のため入院している。
- 治療開始後，数日してつじつまの合わない言動がときどきあることが把握され，せん妄が疑われて精神科に紹介となった。

- 病棟でこのような症例に出会うことは決して少なくないでしょう。このような場合，背景に認知症が隠れていることが実際には多くあります。
- 本項では認知症についての基本をまず学び，実際の臨床現場でいかに認知症に気づき，どのような点に注意して診療を進めるかを考えます。

2．認知症の基本

❶ 認知症とは

> 認知症
> いったん正常に発達した認知機能が，後天的な脳の機能障害によって持続性に低下し，日常生活や社会生活に支障をきたすようになった状態をいい，それが意識障害（せん妄など）のないときにみられる。

- これまでは記憶障害を必須として，その他の認知領域［失語，失行，失認，遂行機能（実行機能）障害］のうち1つ以上の障害を示した場合とされていました。
- 現在は記憶障害を，ほかの認知領域（複雑性注意，実行機能，学習と記憶，言語，知覚─運動，社会的認知)と同列としてとらえ，以前の行為水準から，これらのうち１つ以上の認知領域の有意な低下を呈していることが要件とされています[1)]。

- また，認知症の症状は古典的に，中核症状(元来保たれていた機能が減弱あるいは欠落して生じた症状)と周辺症状(元来みられなかった付加的な症状)に分けて考えられてきました。
- この周辺症状は，近年，認知症の行動・心理症状(behavioral and psychological symptoms of dementia；BPSD)にほぼ置き換わって扱われています。

❷ 軽度認知障害(MCI)

> 軽度認知障害(mild cognitive impairment；MCI)
> 認知機能障害は認めるが日常生活に支障がなく，正常と認知症の中間状態として考えられる状態。

- 後述するアルツハイマー型認知症(Alzheimer's disease；AD)の前駆状態として，主に記憶障害に重点が置かれて診断基準が提唱され[2)]，現在は

> ①本人や家族から認知機能低下の訴えがある。
> ②認知機能は正常とはいえないものの認知症の診断基準も満たさない。
> ③複雑な日常生活動作に最低限の支障があっても，基本的な日常生活機能は正常。

の３点が基本骨格となっています[3)]。

- そして，記憶とその他の認知機能(言語，遂行機能，視空間機能)障害の有無とパターンによって４つのサブタイプに分けられます[4)]。

参考 MCIの４つのサブタイプ

- 健忘症状の有無によってamnesic MCI，non-amnesic MCIにまず分けられます。
- さらにそれぞれにおいて，単一領域の障害か複数領域の障害かに分かれます。

- 健常者からの認知症発症が年間１～２%であるのに対し，MCIからは10～30%に上る(ADが最多)と報告されています[5, 6)]。
- 一方で，MCIから正常レベルに回復する人もいるため，複数の状態を含む段階であると考えられています。

❸ 一般病院における認知症

- 超高齢社会を迎えているなか，認知症の人も増えています。最近の報告では，認知症者は2025年には約700万人に上り，5人に1人が認知症となることが推計されています[7)]。
- 加齢は身体疾患の罹患リスクも増大させます。2011年の報告[8)]によると，一般病院での認知症者の割合は15～20%と報告されていますが，現在ではこの割合はさらに高くなっていることが予想されます。
- 一方，冒頭の症例のように認知症の存在に気づかれないまま治療が始まり，内服薬の飲み忘れやせん妄の発症，入院中のルートトラブルなどによってはじめて気づかれるケースも少なくなく，見過されているケースも多いと考えられています。

❹ 認知症の併存による医療面での負の影響

- 認知症が併存する場合，併存しない場合と比較して，医療面では次のような問題が生じる可能性があります。

①心身の不調に自ら気づくことが難しくなる。また気づいたとしても適切な行動(医療機関の受診など)をとることが難しくなる。そのため，治療開始が遅れたりすることがある。
②痛みをはじめとする主観的な苦痛症状の評価が難しく，症状緩和が不十分となりやすい。効果および副作用の評価についても同様の難しさがある。
③せん妄やBPSDの対応，コミュニケーションのとり方などに医療者が不慣れであるため，十分な治療やケアが受けられなかったり，治療の継続に影響を及ぼすことがある。
④医療的かかわりのなかで明らかとなるさまざまな支障(服薬コンプライアンス不良，リハビリテーションに意欲的でない，胃瘻やストマ管理など，自己管理方法がなかなか習得できない，など)の背景として，認知症による可能性が検討されないまま，医療者にとってなじみのある抑うつなどの心理的問題があるととらえられていることがある。

❺ 認知症を診立てることの意義と鑑別，機能障害評価の重要性

- 精神科が対象とする疾患では，症状を評価するのみではなく，ほかの身体疾患と同様に病態の鑑別をしっかり行うことが大切です。

- さらには，**その症状・病態によって生じる日常生活への支障がどのようなものであるかを含めて評価する**ことが非常に大切です。
- 認知症の場合，一部の疾患を除き，原因治療がいまだ難しいため，「治らないのであれば鑑別しても意味がない」と思われがちです。しかし，**病態によって治療やケアの工夫や注意点が異なり，さらには新たに生じうる症状の予測や予想される経過などを考えるうえで，非常に重要となります。**

注意
- **特に，神経変性による認知症では，疾患によって治療やケアの工夫・注意点が大きく異なるため，ひとくくりに“認知症”として扱うことは望ましくありません。**
- **また，症状による日常生活への支障の評価は，どのような支援を行うべきかなど，ケアプランを考えるうえで非常に重要なステップです。**

- 例えば，うつ病を例に機能障害の評価の重要性を考えてみましょう。うつ病の場合，抑うつ気分や意欲の低下，不眠，さらには希死念慮などさまざまな症状が生じることがあります。
- 意欲の低下は，加療中に生じた筋力低下や廃用症候群防止に必要なリハビリテーションへの取り組みなどに影響を及ぼします。不眠は心身の疲労が回復の妨げとなり，脳機能にも影響を及ぼします。抑うつ気分はその程度が強くなると，悲観的な思考に支配され，希望がもてず，すべてを終わりにしたいという気持ちに駆られてしまうことがあります。このように，うつ病の症状ごとにさまざまな形で身体治療にも影響を与えうるのです。
- 認知症についても同様であり，診断をつけることのみに注意を向けるのではなく，**各症状による機能障害(生活への支障)を含めて丁寧に評価することが重要です。**

Point
- **各認知症に特徴的な症状とそれによって生じる機能障害の基本を理解しておく必要があります。**

3. 認知症に気づくためには

- 認知症の症状は「物忘れ」と思われがちですが，先述のとおり「物忘れ(記憶障害)」は認知症の診断に必須ではなくなっています。これは認知症が複数の疾患の総称であり，その疾患ごとに初期からみられる目立った症状が異なり，**それが必ずしも“記憶障害”ではないから**です。

- 本項では４大認知症とよばれている認知症の基本的な症状について述べます。また認知症との鑑別として挙げられやすい，せん妄，うつ病についても触れます。

参考 **４大認知症**

- **疫学的にはADが最も多く，脳血管性認知症(vascular dementia；VaD)がそれに次ぎ，この２疾患で80%以上を占めるともいわれています。**
- **また，神経変性疾患による認知症ではレビー小体型認知症(dementia with Lewy bodies；DLB)がADに次ぎ２番目に多く，対応も難しいです。**
- **平成23～24年「都市部における認知症有病率と認知症の生活機能障害への対応」の報告では，1．AD(67.6%)，2．VaD(19.5%)，3．DLB(4.3%)，4．FTD(1.0%)となっています。**
- **これらAD, VaD, DLBに加え，前頭側頭型認知症(frontotemporal dementia；FTD)を合わせて４大認知症とよばれています。**

❶ まず脳機能の基本を理解する

- 大脳皮質(以下，大脳)は大きく，前頭葉，頭頂葉，側頭葉，後頭葉の４つの領域に分けられます(**図1**)。
- 神経変性によるAD, DLB, FTDは，脳の主な変性部位に特徴があるため，各脳領域の機能を理解しておくことは，各疾患の臨床症状の理解に役立ちます。

図1 大脳皮質の各領域

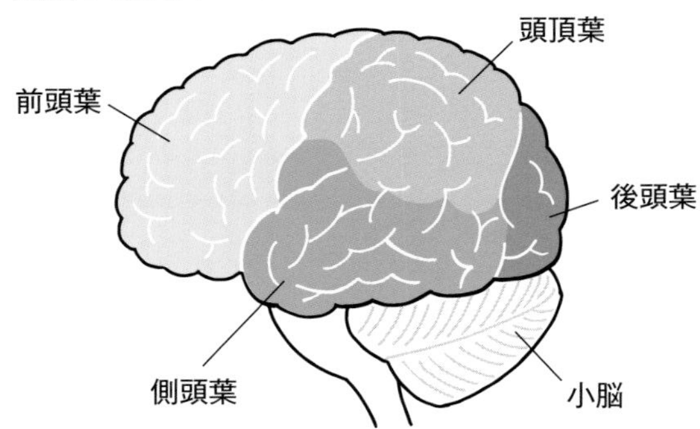

- さらには，認知症に限らず，さまざまな中枢性疾患や精神障害における症状の理解にも役立ちます。

(1)前頭葉(　　の領域)

- 大脳の最も前方に位置し，思考・判断・創造などの役割を果たす領域です。
- このうち，前頭葉の前方部分に位置する前頭前野は，思考，記憶，発動性，感情制御(抑制)などに関与しています。
- 運動性言語中枢(Broca 野)も前頭葉に位置します。

(2)頭頂葉(　　の領域)

- 大脳の最も上方に位置し，感覚情報の統合や視覚的空間処理を行う領域です。

(3)側頭葉(　　の領域)

- 大脳の側面に位置し，聴覚や嗅覚の感覚や言葉の理解を行う領域です。
- 一次聴覚野は聴覚情報を前頭葉に送り，意味のある言語に変換する働きを担っています。

(4)後頭葉(　　の領域)

- 大脳の最も後方に位置し，視覚からの情報処理を行う領域です。
- 視覚野は，視覚情報を処理し，モノの位置関係や形の情報を把握する働きを担っています。

❷ 各認知症の特徴と主に障害される脳部位(表1，図2)

(1)アルツハイマー型認知症(Alzheimer's disease；AD)

- 発症，進行はゆっくりで，基本的に物忘れから始まります。
- その後，物忘れが徐々に強くなり，時間の感覚や場所の感覚も障害されます。
- さらには道に迷ったり，言葉が理解できなくなったりします。
- 認知機能障害に加え BPSD がみられることも多く，妄想(特に物とられ妄想)などを認める場合があります。
- 末期には排泄や食事の摂取も含めて身辺動作ができなくなり，最終的には寝たきりとなります。

表1 各認知症の特徴

	AD	VaD	DLB	FTD
疫学	女性に多い	男性に多い	男性に多い	65歳以前の発症
発症	緩やか	比較的急	緩やか	潜行性
進展	緩徐進行性 （全般性認知症）	発作のたびに階段状に進行 （まだら認知症）	進行性，動揺性	緩徐進行性
記憶障害	初発症状として現れる	比較的軽度	ADと比べ初期には軽度	正常か比較的良好
運動障害	重度になるまで出現しない	精神症状に先行して出現，あるいは並行して悪化	パーキンソン症状，転倒が多い	進行するまで日常生活動作には問題はほぼ生じない
代表的な精神症状	物とられ妄想	意欲，意識，感情面の障害	ありありとした幻視，意識レベルの変動，注意力障害，失神，抑うつ，妄想など	自発性の低下，常同行為，脱抑制，無関心など

図2 各認知症の主に傷害される脳領域

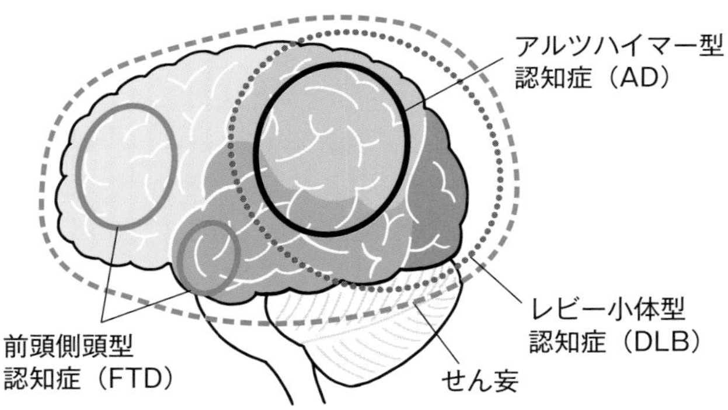

⑵ 血管性認知症（vascular dementia；VaD）

- 脳の血管が詰まったり，破れたりした結果，その血管が栄養していた神経細胞が死滅して起こる認知症であり，脳梗塞や脳出血の場所によって症状が異なります。
- 戦略的な部位（海馬，視床，角回など）では単一病変でも認知症を引き起こす場合があります。
- 基本的には進行性ではなく，糖尿病，高血圧症，脂質異常症などの治療や禁煙などの予防が重要となります。

(3) レビー小体型認知症(dementia with Lewy bodies；DLB)

- 緩徐進行性で神経変性による認知症としては，AD に次いで多いです。
- 認知機能の変動，幻視，パーキンソン症状，レム睡眠行動障害などが特徴的に認められます。
- その他，繰り返す転倒，失神，一過性の意識障害，抗精神病薬への過敏性，系統的な妄想，抑うつ，アパシーなどを伴うこともあります。
- AD と比べると記憶障害は軽いと考えられています。

(4) 前頭側頭型認知症(frontotemporal dementia；FTD)

- 初老期に発症し，脱抑制，人格変化，常同行動，食行動異常，考え不精，被影響性の亢進，転導性の亢進などが早期から認められます。
- 一方，記憶障害や視空間認知障害は目立ちません。
- 左側頭葉優位型では，言葉の意味がわからなくなり，右側頭葉優位型では人の顔がわからなくなります。

❸ 認知症に気づくために注意しておくこと

- 認知症の症状のうち，視覚的に把握しやすい運動症状やこれまでと明らかに異なる失敗の連続，行動面 / 精神面の変化は，周囲から気づかれやすく問題としてとらえられやすいです。しかし，**軽微な記憶障害や遂行機能障害(作業の計画を立て，効率よく進めるなど)の場合，意識していなければ見過ごされることが多いです**。
- 特に入院環境では，医療者が先回りして援助してしまうことも多く，機能障害がマスクされやすくなります。
- 内服を例に挙げると，医療者が配薬して内服時に必要な水を用意するなどの援助があれば，患者はスムーズに薬を服用できるかもしれません。しかし，1 人ではこれらの作業プロセスができないかもしれず，その場合，認知症が背景にある可能性もあります。入院中はこのような作業のつまずきがないか，あるとすればどの程度の作業が行えるのか，などを把握する絶好の機会ともいえます。
- また，認知機能障害が生活のなかで**どのような形で現れるのかに想像力を働かせてイメージできなければ，やはり見過ごしてしまうことが多くなります****(→ p44)**。

Point 見過ごしを防ぐために

- **症状を厳しめにいったん拾い上げ，その再現性や支障の程度，ほかの症状による問題の有無を確認して評価していくことは，初めから評価**

基準を緩めてしまうことで認知機能障害を見過ごすよりもメリットは大きいと考えます。
- 例えば，糖尿病や高血圧などを併存した高齢者の場合には，VaD併存の可能性も念頭に置き，注意深く認知機能障害を疑わせる症状がないかを観察したほうがよいかもしれません。

- 神経変性疾患の場合，DLBやFTDでは「記憶障害」以外の症状が前景に立つことが多いことから前述の特徴（詳細は成書参照）も念頭に置いておく必要があります。

4. どのようなことに注意して診察を進めるか

❶ 認知症の存在を把握する

- ここでは認知症で最も頻度の高いADについて，いくつかの方法を述べます。
- ADでは記憶障害が先行し，視空間認知障害などの症状がみられますが，初期の症状をとらえる場合には以下の⑴〜⑷のような方法が考えられます。

⑴本人とよく話してみる

- 病歴を丁寧に尋ねることが自然かつ最も有用です。
- 着眼点としては，

①尋ねた質問に適切に答えられているか（入院理由や現在困っていることが明確に答えられるか，重大な疾患の場合，その認識の仕方はどうかなど）。
②会話が迂遠的であったり，主たる話題から脱線していないか。
③一度尋ねた話を，短時間のうちに何度も繰り返すことはないか。
④経過の時系列がバラバラになっていないか。
⑤返答が単調になっていないか。
⑥「あれ」，「これ」，「それ」などの指示語や曖昧な表現が多用されていないか。
⑦医療者の質問にごく簡単に答え，すぐに会話を終わらせることが目立たないか。

などがあります。

- ただし，初期の場合には，コミュニケーションは一見保たれているように感じられるため，これらの点には注意を研ぎ澄ませておかなければ見過ごしてしまうことがあります。
- また，認知症の人によくみられる次のような反応も，見過ごしを助長することがあります。

・**取り繕い反応：うまく答えられない理由を，他者がなんとなく了解できるような返答で返す。**
（例）
・日付：「カレンダーがないからわかりませんね」
・時間：「時計がないからわかりませんね」
・食事の内容：「おいしくて夢中で食べたから憶えていません」
・興味・関心（最近気になる出来事など）：「最近テレビは見ないし，新聞も読まないからよくわからないです」
・**場合わせ応答：表面的な返答で簡便に答える（深みのある，複雑な回答が苦手となる）。**
（例）
・「入院も長くなり，おつらいですよね」⇒「そうですね」
・「何かお困りのことはないですか？」⇒「特にありませんよ」

- 一方，このような反応がみられるからといっても，必ずしも認知症が影響しているとは限らず，教育歴やもともとの個人の特性，せん妄やその他の精神機能の問題が影響していることもあります。
- したがって，上記の項目はあくまで，多方面からの評価の 1 つの所見としてとらえておき，最終的には総合的な視点から検討します。

(2)行動面の観察

- 外来診療と異なり，入院は医療者が患者の行動を，常時，直接観察できる環境です。
- 病室や病棟での過ごし方，部屋や持ち物の整理状況，頻回なナースコールやその背景など，あらゆる情報で不思議に思うことがあれば，より注意して観察をしていく必要があります。
- 例として，

①家族が同伴の面接などの場面では，「落ち着いて診察を受けられているか」，「そわそわ落ち着かない様子はないか」，「医療者の質問に対して，頻回に家族に相槌を求めたり，話しかけたりすることがない

か(自身より後方にいる家族に対して頻回に振り向く行為から“head turning sign” などとよばれることもある)。

②着衣の乱れ(季節に合わない服装，ボタンの掛け違いなど)。

③頻回に部屋から出て，無目的に廊下を歩いている。

④夕暮れ時になると特に落ち着かなくなる(夕暮れ症候群：sundowning syndrome)。

⑤何回も説明した指示を守れていない(覚えていない)。

などがあります。

(3)家族に聞く

- 認知症の人は，病識に乏しいことが多いです。そのため客観的視点からの変化や問題の聴取は非常に重要です。
- 一般的には同居している家族からの情報を尋ねます。
- その場合，「認知症のような症状はありますか？」といった抽象的な問いかけでは，有用な情報が得られないことも多いので，例えば「以前と比べ，同じことを何回も尋ねることはありますか？」や「以前と比べ，物の置き場所がわからなくなったり，物をなくしたりすることが増えていませんか？」など，より具体的な症状の例を挙げて尋ねることが有用です。

参考

- **多くの人は認知症の症状を「記憶障害(物忘れ)」と認識しているが，記憶障害に影響を受けていても症状の現れ方が変わると，「記憶障害はない」ととらえられていたり，記憶障害以外の認知症の症状にどのようなものがあるかを知らないことなどが認知症の存在にきづかないことに影響していると考えられます。**
- **「以前と比べて何か変化がないか，できないことが増えてきていないか」などとまず尋ねてから，より詳細に尋ねていくこともよいかもしれません。**

- 国内でもいくつかの質問票が開発されており，例えば，SED-11Q などの質問票を利用して家族に回答してもらうことも 1 つの方法です[9)]。
- 一方，家族からの情報による評価の精度は，家族(観察者)が，対象者(認知症者)にどの程度の関心・注意をもって観察しているかにも依存します。つまり，たとえ同居する家族であっても，対象者とどれだけの時間を共有し，コミュニケーションの時間をもっているかなどが大きく影響するのです。

- したがって，入院時に家族から「問題がない」という回答が得られた場合であっても，医療者が普段の観察から違和感を感じた場合には，改めて家族に確認することなどが必要です。

(4) スクリーニング法を活用する

- スクリーニング法の利用は評価者間の差が生じにくく結果を共有できる利点があります。いくつかのツールを**表2**に挙げておきます。

表2 認知症スクリーニングのツール

HDS-R（Hasegawa's Dementia Scale-Revised：改訂長谷川式認知症スケール）（所要時間：約10分）	20点以下が認知症疑いで感度93%，特異度86%と報告されている[10)]
Mini-Cog（所要時間：2分以内）	2点以下が認知症疑いで感度76～99%，特異度83～93%であり[11)]，MMSEと同様の妥当性を有すると報告されている
MMSE（Mini-Mental State Examination）（所要時間：約10分）	最も広く使われているスクリーニング法であり，23点以下が認知症疑い（感度81%，特異度89%）[12, 13)]と報告されている。27点以下は軽度認知障害（MCI）が疑われるといった報告もあるが，感度，特異度とも十分ではなく，限定的な役割と報告されている[14, 15)]
MoCA（Montreal Cognitive Assessment）（所要時間：約10分）	25点以下がMCI，感度80～100%，特異度50～87%と報告されている[16, 17)]

❷ せん妄およびうつ病と認知症との鑑別

(1) せん妄との鑑別

- せん妄は一般病棟で頻度高くみられる症状であり，その本態は意識障害です。しかし，症状を認知機能障害としてとらえられることがあり，認知症との鑑別が必要な病態としてよく挙げられます。
- せん妄が急性～亜急性に発症するのに対し，認知症，特にADは潜在性である点などが鑑別点としてよく挙げられます（**表3**）。
- 一方，認知症のなかでもDLBなどは認知機能の変動がよくみられ，幻視症状もよく認められることから，せん妄との類似点も多く，鑑別が難しいことがあります。
- さらには，認知症自体がせん妄発症のリスク因子であることから，せん妄と認知症が重畳（ちょうじょう）することも非常に多いです。この場合には，どの症状がどちらの病態によるものかの判断が非常に難しくなります。

表3 ADとせん妄，うつ病の鑑別点

	AD	せん妄	うつ病
発症様式	潜在性 （数カ月～数年）	急性～亜急性 （数時間～数日）	緩徐 （数週～数カ月）
初発症状	記憶障害	意識障害，注意集中力困難， 睡眠覚醒リズム障害	抑うつ気分， 興味・喜びの減退
経過と持続	緩徐進行性，年単位	動揺性，数日～数週間	数週～数カ月
覚醒水準	正常	混濁，動揺性	正常
幻覚	少ない	幻視が多い	少ない
思考内容	まとまりに欠ける	まとまりに欠ける	悲観的
脳波	徐波化	徐波化	基本的には正常

Point 両病態が重畳している場合

- **認知症単独の場合と比べ，症状の程度が強く現われることが多いです。**
- **臨床的には，まずせん妄へのアプローチを行うことが基本です。**

(2) うつ病との鑑別

- 高齢者の抑うつによる症状は，抑うつ気分や思考の制止などにより注意・集中力や判断力，記憶力が低下し，一見認知症のようにみえることから，“仮性認知症”として鑑別によく挙げられます。
- 抑うつによって記憶障害がみられた場合には，本人がそのことを自覚し気にしていることが多いですが，認知症の場合にはほぼ自覚しておらず，気にしていないことが多いです。

Point

- **抑うつの場合，自身の症状について過度に心配する傾向がみられることが多いです。**
- **認知症（特にAD）の場合，あまり気にされておらずあっけらかんとしており，自身の症状についてあまり関心を示さないことが多いです。**

- また，入院前にまったく認知機能に問題のなかった場合，入院後に突然認知症を発症することはまずありません（この場合には，せん妄をまず鑑別していく必要があります）。
- 症状の日内変動では，うつ病は朝方に症状が強く現われることが多いです。認知症の場合には，夕暮れ時に落ち着かなくなるなどの症状がみられやすいです（→ p46）。

❸ 認知症併存者の身体的苦痛の評価

- 認知症者はさまざまな症状のセルフマネジメント力が低下しています。
- そのため，自身の身体的不調に気づけず，その状況が放置されてしまったり，自らの不調に気づくことができても，他者にうまく援助を求めることが難しくなります。
- **焦燥感，易怒性，衝動行為，落ち着きのない行動が突然出現したり，以前からみられた行動や心理症状が強くなって現れるなどの背景に，このような身体的不調が隠れていることは臨床上よくあります。**

(1)痛み

- 最も問題となる症状の 1 つが痛みです。少なくとも 49%もの認知症者がなんらかの痛みを抱えているとの報告がありますが，認知症者は非認知症者と比べると，鎮痛薬の処方率が低いことが報告されています[18]。
- これまでの知見からは，MMSE が，10 ～ 17 点の中等度の認知機能低下者でも痛みの評価において，Numerical Rating Scale（NRS）と Visual Analogue Scale（VAS）は使用可能とされています[19]。

参考 評価尺度が使用できない場合には

①表情，②声や話し方，③体の動き，④様子や行動，他人とのかかわりの変化，⑤日常生活パターンの変化，⑥精神状態の変化，を観察し評価を行うなどの工夫が必要です。

- また，認知症者に焦燥などの症状が認められた場合，まずアセトアミノフェンなどの鎮痛薬を処方して症状の変化をみることを推奨している報告もあります[20, 21]。

(2)便秘

- 便秘もよく認められる症状の 1 つです。
- 便秘は通常，自身が経験している排泄パターンからの量や頻度の減少により，口頭で報告されるものです。ただし，認知症によって痛みと同様にうまく申告できないことがあります。
- 便秘が長期間続くと腹部膨満やなんとなくの不快感が持続し，食欲低下や意欲の低下につながることがあります。
- 排泄がうまくいかないことは，不安を誘発したり，また排泄の失敗が自尊感情の低下にもつながり，せん妄誘発の促進因子ともなりえます。

Point 便秘の可能性を考える

いつもと比べて落ち着かない，元気がない，怒りっぽいなどの症状がみられた場合には，腹部の触診や聴診を行うことが大切です。

❹ 社会制度を有効利用し，支援を拡充する

- 入院加療を終え退院が検討される場合，自宅でのサポート体制を入院時から準備しておく必要があります。
- 多くの場合，医療に加えて介護が必要になることから，介護保険制度を用いて介護保険サービスの利用を検討，準備することが基本となります。
- 介護保険制度では，寝たきりや認知症などで常時介護を必要とする状態（要介護状態）になった場合や，家事や身支度などの日常生活に支援が必要になった状態（要支援状態）になった場合に，介護サービスを受けることができます。
- 通常65歳以上で利用可能ですが，若年性認知症では40歳以上で対象となります。

参考 介護保険制度を利用するために

- **制度を利用するためには，まず居住区の地域包括支援センターまたは市区町村の窓口で申請を行い，要介護認定の認定調査を受ける必要があります。**
- **介護認定調査では，本人への訪問調査と，かかりつけ医により作成された主治医意見書を基にした審査がなされ，判定が行われます。**
- **したがって，担当医はこの「主治医意見書」記入のために，的確な症状把握が求められます。**

- 介護が必要と判定されると，要支援1・2または要介護1～5のいずれかに認定され，次のようなサービスが利用できます。

・自宅で受けるもの：訪問介護，訪問入浴介護，訪問看護，訪問リハビリなど。

・施設で受けるもの：日帰りのデイサービスやデイケア，ショートステイなど。

・施設サービス：「介護老人福祉施設（特別養護老人ホーム）」，「介護老人保健施設」，「介護療養型医療施設」，「介護医療院」の4種類。

- さらには必要に応じて訪問診療などを検討する必要があります。
- これらの社会的資源を利用する一方で，家族のサポートはやはり大切であり，可能な限り支援が得られるよう入院中から話し合っておくことが必要です。

❺ 医療者間の情報共有

- 外来治療移行時には，入院中に病棟で把握できた機能障害や，BPSDについて情報共有を行う必要があります。
- この際，これらの情報の共有に加え，実際にどのような支援やかかわり方が有効であったか，逆にうまくいかなかった支援はどのようなものかなども併せて共有すると，退院後を引き継ぐ医療者にはとても参考になると思われます。
- また，**入院中に理学療法や作業療法などのリハビリテーションを導入し，日常生活動作（ADL）や生活機能評価を実施してもらっておくことも退院後の支援には欠かせない情報となります**。
- そして大切なことは，これらの**情報を共有するためのカンファレンスをもつことです**。病棟の医師・看護師はもちろん，外来看護師，支援チーム，理学療法士，作業療法士，言語聴覚士などのリハビリスタッフ，医療ソーシャルワーカーなど，患者にかかわる多職種に声をかけ，多角的視点からの情報共有を行うことが理想です。

- 認知症の存在に気づき，その機能障害を評価する。
- 身体面の苦痛の評価も丁寧に行う。
- 多職種で連携する。

文献

1）日本精神神経学会 監：DSM-5 精神疾患の診断・統計マニュアル．282-286，医学書院，2014．
2）Petersen RC, et al: Mild cognitive impairment: clinical characterization and outcome. Arch Neurol 1999; 56: 303-308, 1999.
3）Petersen RC, et al: Mild cognitive impairment as a clinical entity and treatment target. Arch Neurol 2005; 62: 1160-1163.
4）Petersen RC: Mild cognitive impairment as a diagnostic entity. J Intern Med 2004; 256: 183-194.

5) Bruscoli M, et al: Is MCI really just early dementia? A systematic review of conversion studies. Int Psychogeriatr 2004; 16: 129-140.

6) Iwatsubo T, et al: Japanese and North American Alzheimer's Disease Neuroimaging Initiative studies: Harmonization for international trials. Alzheimers Dement 2018; 14: 1077-1087.

7) 二宮利治(研究代表者)：日本における認知症の高齢者人口の将来推計に関する研究. 平成 26 年度厚生労働科学研究費補助金 特別研究事業 総括分担研究報告書. 2015.

8) 服部英幸(研究代表者)：精神症状・行動異常(BPSD)を示す認知症患者の初期対応の指針作成に関する研究. 長寿医療研究開発費 平成 22 年度総括研究報告書. 2011.

9) Maki Y, et al: Evaluation of Anosognosia in Alzheimer's Disease Using the Symptoms of Early Dementia-11 Questionnaire (SED-11Q). Dement Geriatr Cogn Disord Extra 2013; 3: 351-359.

10) 加藤伸司：改訂長谷川式簡易知能評価スケール(HDS-R)の作成. 老年精神医学雑誌 1991; 2: 1339-1347.

11) Borson S, et al: The Mini-Cog as a screen for dementia: validation in a population-based sample. J Am Geriatr Soc 2003; 51: 1451-1454.

12) Folstein MF, et al: Mini-mental state. A practical method for grading the cognitive state of patients for the clinician. J Psychiat Res 1975; 12: 189-198.

13) Tsoi KKF, et al: Cognitive Tests to Detect Dementia: A Systematic Review and Meta-analysis. JAMA Intern Med 2015; 175: 1450-1458.

14) Mitchell AJ: A meta-analysis of the accuracy of the mini-mental state examination in the detection of dementia and mild cognitive impairment. J Psychiatr Res 2009; 43: 411-431.

15) Velayudhan L, et al: Review of brief cognitive tests for patients with suspected dementia. Int Psychogeriatr 2014; 26: 1247-1262.

16) Nasreddine ZS, et al: The Montreal Cognitive Assessment, MoCA: a brief screening tool for mild cognitive impairment. J Am Geriatr Soc 2005; 53: 695-699.

17) Fujiwara Y, et al: Brief screening tool for mild cognitive impairment in older Japanese: validation of the Japanese version of the Montreal Cognitive Assessment. Geriatr Gerontol Int 2010; 10: 225-232.

18) Tan ECK, et al: Prevalence of Analgesic Use and Pain in People with and without Dementia or Cognitive Impairment in Aged Care Facilities: A Systematic Review and Meta-Analysis. Curr Clin Pharmacol 2015; 10: 194-203.

19) 特定非営利活動法人 日本緩和医療学会 / 緩和医療ガイドライン委員会 編：がん疼痛の薬物療法に関するガイドライン(2014 年版). 金原出版, 2014, p29-36.

20) Kovach CR, et al: The Serial Trial Intervention: an innovative approach to meeting needs of individuals with dementia. J Gerontol Nurs 2006; 32: 18-25.

21) Husebo BS, et al: Efficacy of treating pain to reduce behavioural disturbances in residents of nursing homes with dementia: cluster randomised clinical trial. BMJ 2011; 343: d4065.

不安・抑うつ，どうする？

- 身体疾患の患者における気持ちのつらさ（不安・抑うつ）の併存率は高いです。例えば，がん患者におけるうつ病の時点有病率は約４～９%，適応障害は５～35%です。不安や抑うつは，QOL 低下，主たる疾患の治療アドヒアランス低下，入院期間延長，身体症状の増強，生命予後の悪化，自殺リスクなどと関連し，臨床上重要な問題です。
- 不安・抑うつへの基本アプローチは，①支持的な態度，②適切な医療情報の提供，③抑うつ・不安に類似した医学的病態の除外，④ニーズの把握と対応，の４つ。
- 背景にあるニーズを包括的にアセスメントし，多職種で連携して対応します。
- 必要に応じ，薬物療法，精神・心理専門家への紹介，医療外資源の活用を検討します。

1. どうしますか

❶ 抑うつ（74 歳，男性）

- 肺がん術後２カ月。退院後，だるさ，食思不振，「全身が痛くて動けず，夜も眠れない」との訴え。血液検査，胸部 CT 上は再発を疑わせる所見なし。

❷ 不安（58 歳，女性）

- 乳がん・骨転移で化学療法中。呼吸困難感で来院。血中酸素濃度は SpO_2=99%，胸部 CT で異常なし。

- これって精神的な問題？　どう対応すればいいでしょう？

2. 段取りはこの順で

①不安・抑うつに気づく
②支持的な態度
③適切な医療情報の提供
④抑うつ・不安に類似した医学的病態の除外
⑤ニーズの把握と対応
⑥より専門的な介入の必要性の判断

❶ 不安・抑うつに気づく

Point **不安や抑うつといった精神症状は，①気分，②認知（考え方や思考力），③身体，④行動の 4 領域で理解できます。**

- 不安は**図1** に示すような症候群です。緊張している状態をイメージすると症状を理解しやすいでしょう。
- 抑うつは，①気持ちの落ち込み，②意欲の低下を中核とする症候群です。抑うつのなかでも中核的な病態であるうつ病（正式名称は大うつ病性障害）の症状（アメリカ精神医学会による[1)]）を**表1** に示します。不安と抑うつはしばしば併存します。
- 自己記入式の評価尺度も不安や抑うつの同定に役立ちます。さまざまな尺度がありますが，代表的な 3 つの尺度を紹介します。

図1 さまざまな不安症状

気分

- 不安，心配，恐怖，イライラ，あせり，くよくよ，落ち着かなさ

身体

- **心臓血管系**：動悸，胸痛，立ちくらみ
- **呼吸器系**：息苦しさ，息切れ，過換気
- **消化器系**：口渇，食思不振，胃痛，嘔気嘔吐，下痢
- **神経系**：めまい，頭痛，身震い，震え
- **筋骨格系**：張りつめた姿勢，筋肉のこり
- **自律神経系**：不眠，悪夢，蒼白，冷汗

認知（考え）

- 心配，堂々めぐり
- 混乱，考えのまとまらなさ
- 集中力・記憶力の減退
- マイナス思考

行動

- イライラ，怒りっぽさ
- 同じことを何度も聞く
- 投げやり，自暴自棄
- 決断困難
- 過食，飲酒・喫煙の増加
- 引きこもり
- 必要な活動を行わない（例：受診に来ない）

(1) つらさ(と支障)の寒暖計

● つらさと支障の寒暖計(distress and impact thermometer；DIT)(**図2**)は,「気持ちのつらさ」と「生活への支障」の２項目について, 0(な

表1 大うつ病性障害の診断基準

以下の 1, 2 の症状のうち, 少なくとも 1 つ
1. 抑うつ気分 2. 興味または喜びの喪失
さらに, 以下の症状を併せて, 合計で 5 つ以上
3. 食欲の減退あるいは増加, 体重の減少あるいは増加 4. 不眠あるいは睡眠過多 5. 精神運動性の焦燥または制止 6. 易疲労感または気力の減退 7. 無価値感または過剰(あるいは不適切)な罪責感 8. 思考力や集中力の減退または決断困難 9. 死についての反復思考, 自殺念慮, 自殺企図
・上記の症状がほとんど 1 日中, ほとんど毎日あり, 2 週間にわたっている ・症状のために著しい苦痛または社会的, 職業的, または他の重要な領域における機能の障害を引き起こしている ・これらの症状は一般身体疾患や物質依存(薬物またはアルコールなど)では説明できない

(文献 1 より引用)

図2 つらさと支障の寒暖計(DIT)

① この 1 週間の気持ちのつらさを平均して, 数字に○をつけて下さい。

最高につらい
10
9
8
7
6
中くらいにつらい
5
4
3
2
1
つらさはない
0

② その気持ちのつらさのためにどの程度, 日常生活に支障がありましたか？

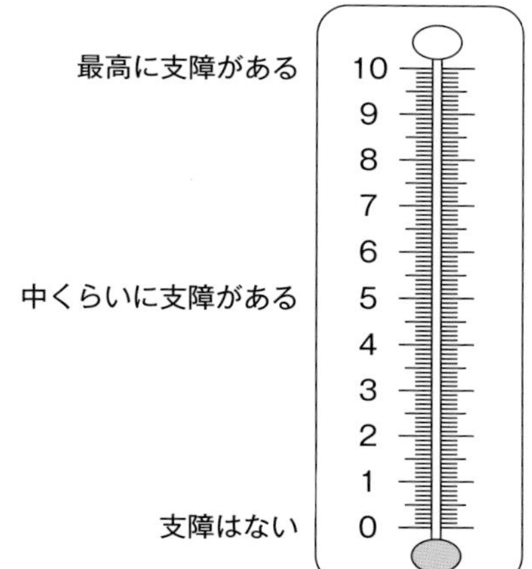

(国立がん研究センター精神腫瘍学グループホームページより転載. http://plaza.umin.ac.jp/~pcpkg/dit/dit.pdf)

し)～10(最大)の数字が示された寒暖計に見立てた図に程度を記入するものです。1分程度で簡単に実施できます。がん患者において,「つらさ」＝3/4点，かつ,「支障」＝2/3点をカットオフ値とした場合，大うつ病または適応障害に対する感度・特異度がいずれも0.82と報告されています[2)]。

- DITは，国際的に広く使用されているつらさの寒暖計(distress thermometer；DT)から着想を得たものです。DTは,「気持ちのつらさ」に関する寒暖計1項目の評価尺度です。特異度は高くないため，精神的問題以外も含めて何か「困りごとがあるサイン」として使用することが推奨されます[3)]。

⑵ patient health questionnaire(PHQ，PHQ-9)

- プライマリケア医が短時間で精神疾患を診断するために，大うつ病性障害の診断基準に対応した9項目からなる評価尺度です。米国臨床腫瘍学会(American Society of Clinical Oncology；ASCO)ではがん患者の抑うつのスクリーニングツールとして推奨されています。
- 4件法9項目合計0～27点のうち，最もよく用いられるカットオフ値は9/10点です。
- 一方，身体状況(例：化学療法中の食欲低下や倦怠感度など)に影響を受けやすく，がん患者においては信頼性・妥当性が低いという指摘もあります。
- PHQ-9からうつ病の中核症状の2項目を抽出したPHQ-2は，アメリカ心臓学会(American Heart Association；AHA)などで簡便なスクリーニングとして推奨されています(≧3をカットオフとした際の大うつ病の感度，特異度はそれぞれ0.76，0.87，≧2での感度，特異度は0.91，0.70)。原版では≧2が推奨されていますが，大うつ病の有病率が低いサンプルでは偽陽性が多くなる可能性があります[4)]。

⑶ generalized anxiety disorder Scale-7(GAD-7)

- PHQ-9と同様に米国臨床腫瘍学会で不安のスクリーニングとして推奨されています。
- 4件法7項目で，合計0～21点のうち，5～9点は軽度，10～14点は中等度，15～21点は重度の症状レベルと評価されます。

注意
- 精神症状の評価は，診療のなかでルーチンに測定するものという通念が浸透してきており，精神的苦痛のスクリーニングを"6番目のバイタルサイン"とする考え方もあります[5)]。
- 一方，自己記入式評価尺度でとらえられるのは，あくまでその時点の自覚「症状」であり，精神医学的な「診断」は，「症状」に加えて，それらの症状がもたらす苦痛や機能障害，持続期間，ほかの精神疾患や身体疾患の除外など，丁寧な問診を通じて総合的に判断する必要があります(国際疾病分類(ICD)[6)]か，アメリカ精神医学会の分類(DSM)[7)]のいずれかの基準に基づくことが標準的)。
- こういった要素を自己記入式の評価尺度だけで評価するのは困難のため，自己記入式評価尺度の目的は，スクリーニングか重症度評価ということになります。
- ときに，自己記入式評価尺度を診断基準に用いている研究もあるが，これはあくまで代理指標ということになります。

❷ 支持的な態度

- 支持的な態度(温かく接し，相手の言葉に耳を傾ける態度)は，医療における基本ですが，不安・抑うつ状態の患者には特に重要です。また，患者を不安・抑うつに至らせないための予防としても重要です。
- 不安や抑うつは，人生で誰でも経験するものです。特別視するのではなく，まずは，医療従事者としての「温かく常識的な対応」で接することから始めます。患者の精神・心理ケアを最初に担うのは，精神・心理の専門家ではなく，主治医や主担当チームのメンバーであるといえます。
- 医療従事者はアセスメントを実施することが必要ですが，それを実現するために必要なことが患者との有効な信頼関係です。そのために，医療者の支持的な態度が大前提となります。

❸ 適切な医療情報の提供

- 病気や治療の見通しが立たなければ，患者が不安を感じたり，将来を悲観的に考えて抑うつ的になったりすることは無理もないことです。患者や家族の心情に配慮しながら，適切な医療情報を提供することが抑うつや不安の軽減に役立ちます。
- 情報は一方的に伝えるのではなく，相手の理解を確かめたり，十分に質問を受けたりしながら対応しましょう。患者が，知的にも感情的にも状況を理解できるよう，時間をかけ，説明を繰り返すことをいとわないようにしましょう。

- インフォームド･コンセントにおいては，医療情報の“内容”だけでなく，情報を伝える雰囲気作りや，患者・家族への気持ちへの配慮が重要です。

参考 **特に日本人は，欧米と比べて，情報の内容そのものよりも，「気持ちを聴いてもらえた」，「質問の機会を与えてくれた」ということを重視する傾向があることがわかっています。**

- 日本人がん患者のニーズに沿った説明のあり方は，4 領域への配慮にまとめられています（SHARE モデル[8)]）（**表2**）。

①支持的な場の設定（**S**upportive environment）
②悪い知らせの伝え方（**H**ow to deliver the bad news）
③付加的な情報（**A**dditional information）
④安心感と情緒的サポート（**R**eassurance and **E**motional support）

❹ 抑うつ・不安に類似した医学的病態の除外

- 不安・抑うつに類似した症状をきたす病態には**表3** が例として挙げられます[9)]。
- また，身体的苦痛が十分に改善していないことは抑うつ・不安の原因になります。十分な身体的アセスメントは，心理的な評価においても重要です。

❺ ニーズの把握と対応

- 抑うつの背景にはさまざまな満たされないニーズがあることが多いものです。
- 例えば，抑うつ的にみえる患者を丁寧に問診すると，痛みや吐き気が取りきれていなかったり（身体症状の問題），病気の見通しが十分に理解できずに不安を感じていたり（病状理解の問題），治療と仕事の両立の心配をしていたりする（社会的問題）ことがあります。
- こういった多方面のストレス因子を考慮するために，身体，精神，社会，心理，実存の各領域を包括的にアセスメントすることが大切です（**図3**）。
- 問題が明らかになったら，最適な職種と連携しながら対応にあたるようにします（多職種連携）。

表2 SHAREモデル

構成要素	目標	行動とその例
支持的な場の設定：Supportive environment	落ち着いた環境を整える。 信頼関係を構築する。	信頼関係の構築 ・礼儀正しく接する。 ・目や顔を見て話す。 場の設定 ・プライバシーが保たれた場所で伝える。 ・十分な時間をとる。
悪い知らせの伝え方：How to deliver the bad news	患者に対して誠実に接する。 患者の納得が得られるように説明する。	誠実な対応 ・正直に話す。 ・悪い知らせはすべて伝えるのが原則であるが，具体的にどの程度の情報を伝えるかに関しては，患者の意向を確認する。 理解しやすい説明 ・専門用語は避け，わかりやすい言葉で伝える。 ・患者の理解度を確認しながら，伝える。
付加的な情報：Additional information	今後の治療方針に加えて，患者個人の日常生活への病気の影響など患者が望む話題を取り上げる。 患者が相談や関心事を打ち明けることができる雰囲気を作る。	意思確認 ・意思決定に誰が関与するかは患者によって異なるので，治療選択の際には患者の意見を尊重することを伝え，患者の意向を確認する。 医学的情報 ・今後の治療方針を伝える。 ・患者がほかのがん専門医にも相談できること(セカンドオピニオン)について説明する。 社会的情報 ・患者のこれからの日常生活や仕事についても話し合う。 患者が希望する情報を提供する。 ・最新の治療 患者が希望する話題を聞き出す。 ・患者が質問しやすい雰囲気を作る。
安心感と情緒的サポート：Reassurance and Emotional support	患者の気持ちを理解する。 共感を示す。 患者と同じように家族にも配慮する。	患者の気持ちを理解する。 ・患者の気持ちを探索する。 ・オープンクエスチョンを用いて，患者の懸念を聞き出す。 共感を示す。 ・患者が感情を表に出しても受け止める。 ・気持ちをいたわる言葉をかける。 気持ちに配慮する。 ・患者に心の準備ができるような言葉をかける。 ・「がん」という言葉を繰り返して用いない。 ・患者が希望を持てる情報を伝える。 患者と同じように家族にも配慮する。 ・家族の理解や質問を確認する。

(文献8より作成)

表3 不安・抑うつに類似した症状をきたす病態の例

1）呼吸・循環不全
低酸素血症，肺塞栓，胸水，肺水腫など（呼吸困難感を不安症状と誤認）
2）代謝性疾患
高カルシウム血症，高ナトリウム血症，低ナトリウム血症，高マグネシウム血症，低血糖などによる意識障害
3）内分泌疾患
甲状腺機能異常，副腎皮質機能低下症，抗利尿ホルモン分泌異常症（SIADH）など
4）神経系疾患
認知症（不安・焦燥を伴うもの），脳転移や髄膜播種を含む脳器質病変（失語，前頭葉障害に伴う発動性の低下など），腫瘍随伴症候群，パーキンソン症候群（仮面様顔貌や寡動が抑うつと誤認される），てんかん部分発作（パニック発作と誤診されることがある）
5）栄養障害
ビタミン B_1 欠乏症，ビタミン B_{12} 欠乏症，葉酸欠乏症
6）意識障害
軽症の意識障害（せん妄）は不安・抑うつと見誤られやすい。低活動性せん妄を抑うつ，過活動性せん妄を不安と誤認されたりする。意識障害の背景はさまざまなものがありうる。
7）薬剤性
①抑うつを生じうる薬剤の例：ステロイド，インターフェロン，ベンゾジアゼピン系抗不安薬，β拮抗薬など ②薬剤性脳症・意識障害（例：抗生物質起因性脳症） ③ドパミン拮抗作用薬（制吐薬・抗精神病薬など）の副作用としてのパーキンソン症候群 ④薬剤離脱症状（ベンゾジアゼピン，オピオイド，アルコール，ニコチンなど）
8）倦怠感
がん関連倦怠感，治療関連倦怠感が抑うつと誤認されることがある。

図3 包括的アセスメント

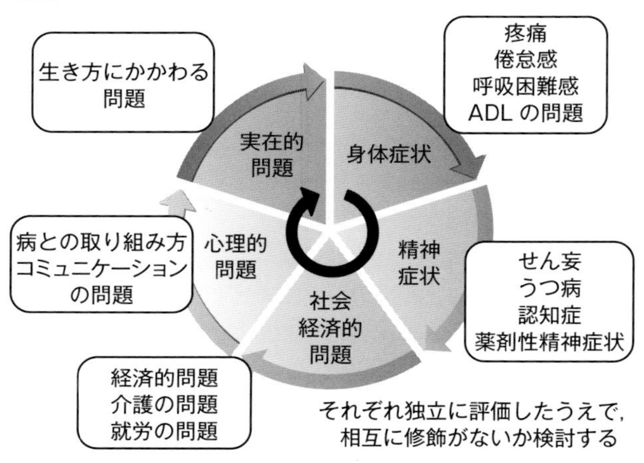

Point 多面的な問題への対応

①身体的問題

- 「身体症状」と，「患者の疾患理解」（治療の見通しや予後）への対応。

②精神的問題

- 特に，大うつ病性障害せん妄，薬剤性精神障害，器質性精神障害。
- 軽度のせん妄や低活動性せん妄は，「やる気が落ちている」などとみえることもあるため(実は意識障害でぼんやりしているだけ)，抑うつと誤認されることが少なくありません。
- 薬剤性精神障害はステロイドやベンゾジアゼピン類によるものがよく知られていますが，抗菌薬誘発性脳症や，抗がん薬に伴う認知機能障害などの副作用もあります。
- 全脳照射や全身放射線療法を受けた患者にも軽度の認知機能障害が認められます。このような患者は，「頭に霧がかかったようだ」「考えがまとまらない」などと訴えて，うつ病と誤認されることがあります。

③社会・経済的問題

- 医療費，療養環境，就労･就学などに関する問題。ソーシャルワーカーや地域包括支援センターなどが窓口となりえます。

④心理的問題

- 家族や家庭の悩み，仕事や学校，友人とのかかわり方，医療者とのコミュニケーションをめぐる問題，など[10)]。

⑤スピリチュアルな問題

- 生きがいや価値観などに関する問題。具体的な対応策は確立していないものの，患者の価値観を理解して接することは大切で，どのような死を迎えたいかという認識(good death concept)[11)]もその1つ。

⑥より専門的な介入の必要性の判断

- 不安・抑うつの専門的な治療は，薬物療法，心理療法，医療外資源の活用に大別されます。
- 薬物療法は，初期の担当医が自ら処方を行うこともできますし，精神科や心療内科の医師に依頼をすることもできます(詳細はp64～参照)。
- 心理療法(カウンセリング)は，一般的には精神科医師，心療内科医師，心理士(公認心理師・臨床心理士)，リエゾン専門看護師などが対応できる可能性があります。精神・心理領域以外の専門・認定看護師(例：緩和ケア認定看護師)なども簡易カウンセリングを提供できる可能性があります。それぞれの医療機関の実情に応じて検討してください。
- 軽症の不安・抑うつに対しては，患者会，サポート・グループなどが有益な場合があります。

3. 介入が必要な不安かどうかを評価する

- 不安は，正常な心理反応から臨床的に問題となるものまでのスペクトラムであり，臨床家に求められる役割の 1 つは，医学的介入が必要かの見極めです。
- 医学的介入の対象となるのは，①患者が不安を苦痛に感じている場合，②不安に伴う機能障害を生じている場合，の 2 つです。機能障害には，例えば，必要な医療行為を避ける（検査や治療に来ない，決められた薬を飲まない，など），仕事や家事をしなくなる，対人交流が著しく縮小する，などが含まれます。
- ストレス・イベントからの時間的経過も参考にします。時間とともに自然回復する余地があるかを評価し，支持的な対応で経過をみるか，より進んだ介入を行うかを判断します。
- 病名告知などの急性のストレス・イベントへの反応は**図4** のように考えられます。

図4 ストレスへの心理反応

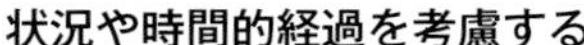

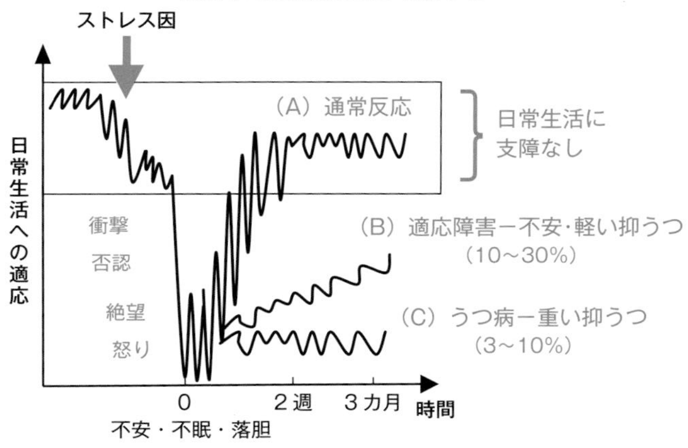

（文献 12 より作成）

- 通常の心理反応（A）では，ストレス直後は病状を否認するなど現実感を伴っていないことも多く（第一相），その後，より現実感を伴った不安や抑うつ気分を伴うようになり，不眠，食思不振，集中力低下，無力感などをきたします（第二相）。
- 現実を受け入れて，問題に取り組んだり前向きな活動を開始したりできるようになるのは，そのような心理的動揺を経た後（第三相）です。

● それぞれの相に 1 週間程度要するといわれますが，個人差が大きく，もっと長い期間を要したり，心の揺れを繰り返したりすることもあります。

● このような心の反応は，病気の告知，再発，緩和ケアへの移行など，ストレス・イベントのたびに起きるものですが，こういった心の変化が一般に考えられるよりも強く長く続く場合に適応障害(B)と診断され，さらに症状が強い場合，大うつ病や不安障害と診断されます(C)。

これさえできれば

● 患者・家族に支持的な態度で接し，信頼関係を築く。
● 抑うつ・不安に類似した医学的病態を除外する。
● 多方面から問題を明らかにし，多職種と連携して対応する。

文献

1）日本精神神経学会 監：DSM-5 精神疾患の診断・統計マニュアル．医学書院，2014，p166-167.
2）Akizuki N, et al: Development of a brief screening interview for adjustment disorders and major depression in patients with cancer. Cancer 2003; 97: 2605-2613.
3）NCCN Clinical Practice Guidelines in Oncology (NCCN Guidelines) Survivorship Ver2, 2015.
4）Manea L, et al: Identifying depression with the PHQ-2: A diagnostic meta-analysis. J Affect Disord 2016; 203: 382-395.
5）International Psycho-Oncology Society: IPOS International Standard of Quality Cancer Care. https://www.ipos-society.org/about/quality
6）融　道男，ほか監訳：ICD-10 精神および行動の障害　新訂版－臨床記述と診断ガイドライン．医学書院，2005.
7）日本精神神経学会 監：DSM-5 精神疾患の診断・統計マニュアル．医学書院，2014.
8）内富庸介，ほか：がん医療におけるコミュニケーション・スキル．医学書院，2007.
9）Traeger L, et al: Evidence-Based Treatment of Anxiety in Patients with Cancer. J Clin Oncol 2012; 30: 1197-1205.
10）ポーラ・ラウフ，ほか 著，慶應義塾大学医学部心理研究グループ 訳：子どもを持つ親が病気になった時に読む本：伝え方・暮らし方・お金のこと．創元社，2018.（Paula Rauch, Anna Muriel: Raising an Emotionally Healthy Child When a Parent is Sick.）
11）Miyashita M, et al: Good death in cancer care: a nationwide quantitative study. Ann Oncol 2007; 18: 1090-1097.
12）森田達也，ほか：緩和ケアレジデントマニュアル(第 2 版)．医学書院，2022，p322.

不安・抑うつの薬物療法，どうする？

- 抗不安薬，抗うつ薬が主剤で，状況により抗精神病薬を用いることがあります。
- 抗不安薬はできるかぎり期間限定的に使用します。

1．不安に用いる薬剤

- 精神に作用する薬（向精神薬）のうち，不安に用いられる主な薬剤は，抗不安薬，抗うつ薬（特に選択的セロトニン再取り込み阻害薬：selective serotonin reuptake inhibitor；SSRI）です。状況によって抗精神病薬を用いることがありますが，これは適用外使用です。
- 抗不安薬のなかで中心的に用いられる薬剤はベンゾジアゼピン（benzodiazepine；BZ）系薬剤です。BZ系抗不安薬は即効性があり，急性の不安に対して頓用で使用できる便利な薬剤です。
- 一方，BZ系抗不安薬には，後述する有害事象の関係で，短期的な使用に限定的にするべきと考えられています。不安が持続している場合には，抗うつ薬を用いることを検討します。

参考 わが国におけるBZ系薬剤の使用量は，諸外国と比べて大幅に多い問題が指摘されています。

- なお，BZ系でない抗不安薬には，タンドスピロンがあります。タンドスピロンは副作用が少なく，依存性がないという利点がありますが，効果が緩やかで即効性に欠けるのが難点です。

❶ BZ系抗不安薬の効果と使い分け

- BZ系薬剤には，抗不安作用，催眠作用，筋弛緩作用，抗痙攣作用があります。BZ系薬剤には多くの薬剤がありますが，相対的に催眠作用が強いものがBZ系睡眠薬，催眠作用が弱いものがBZ系抗不安薬に分類されています。
- BZ系薬剤には多くの薬剤がありますが，基本的な特徴は共通しています。力価（作用の強さ）と作用時間（半減期）の観点から，効果と有害事象を考慮しながら使い分けます（**表1**）。

表1 代表的なBZ系抗不安薬の分類

	短時間作用型	中時間作用型	長時間作用型
強力価	エチゾラム	アルプラゾラム	クロナゼパム
中力価		ロラゼパム	ジアゼパム
低力価		クロチアゼパム	

注意 ほとんどのBZ系抗不安薬は肝チトクロームP450で代謝され，また，活性代謝物を有しています。そのため，高齢者や身体予備能が低下している患者では，力価が高くない薬剤を少量から用いるのが標準的です。

- BZ系抗不安薬のなかで，ロラゼパムは肝グルクロン酸抱合で代謝され，活性代謝物をもたないため，相対的に安全性が高いと考えられます。
- BZ系睡眠薬のなかでは，ロルメタゼパムが肝グルクロン酸抱合で代謝されます。
- ロラゼパムは中力価・中時間作用型でもあります。BZ系抗不安薬のなかでは，まずはロラゼパムを標準的な薬剤と考え，必要に応じて変更していくとよいでしょう。
- 超高齢者や身体予備能が極度に低下している患者においては，ロラゼパムよりも力価の低いクロチアゼパムが使いやすいBZ系抗不安薬です。

❷ BZ系抗不安薬の有害事象

- BZ系抗不安薬の禁忌に，重症筋無力症と急性狭隅角緑内障があります。
- 有害事象には，服用したその日から生じるもの，長期使用（数日から数週間の連用）で生じるもの，薬剤を急速に減量・中止した際に生じるものがあります。

注意 BZ系抗不安薬のリスク

①常に注意すべきリスク（短期使用でも発生するリスク）
- 眠気，過鎮静
- 筋弛緩作用によるふらつき，転倒・転落リスク
- 認知機能低下（作業能力の低下や自動車運転の危険の増加を含む）
- せん妄の誘発，一過性健忘
- 呼吸抑制

②中止・減量に伴うリスク
- 退薬症候（不安の増悪，交感神経症状，反跳性不眠）

③長期使用時のリスク
- 依存形成，薬剤耐性

処方例 ①ロラゼパム(ワイパックス®)(0.5 mg)　1錠　不安時
1時間あけて1日3回まで
<軽症例　または　身体予備能が低い場合は下記から開始してもよい>
②クロチアゼパム(リーゼ®)(5 mg)　1錠　不安時

❸ 抗うつ薬

- 抗うつ薬(特にSSRI)は不安症/不安障害に対して有効性が実証されています。
- 不安症は一定の症状が存在し，持続的な機能障害をきたしている病態です。
- 抗うつ薬は即効性に乏しいため，抗不安薬で十分に不安がコントロールされず，慢性・持続的な不安をきたしている場合に，抗うつ薬の使用を検討します。

2. 抑うつに用いる薬剤

- 抑うつに用いられる中心的な薬剤は抗うつ薬です。ただし，抗うつ薬は即効性に乏しいため，症状を急速に緩和するために，初期には抗不安薬を単独，または，抗うつ薬と併用で用いることがあります。
- 抗うつ薬の効果が実証されているのは，うつ病に対してであり，急性のストレスへの反応としての抑うつ症状(適応障害)への効果は不明です。

Point わが国で使用できる抗うつ薬
- SSRI
- セロトニン・ノルアドレナリン再取り込み阻害薬(serotonin noradrenaline reuptake inhibitors；SNRI)
- ノルアドレナリン作動性・特異的セロトニン作動性抗うつ薬(noradrenergic and specific serotonergic antidepressant；NaSSA)
- スルピリド
- ボルチオキセチン
- 三環系抗うつ薬
- 四環系抗うつ薬

- 抗不安薬は，うつ病の治療初期（治療開始4週間以内）に抗うつ薬に併用することで，抗うつ効果を増強しますが，長期的（治療開始後4週間以降）にはプラセボと差がないとされています。

❶ 抗うつ薬使用の原則

- 抗うつ薬の効果は，薬剤によって若干の差があるという報告もあるものの，おおむね同等と考えられています。そのため，薬剤の選択は，有害事象，薬物相互作用，用法用量，過去の使用歴を参考に行うことが一般的です。
- 国際的にはSSRIとSNRI，ときにNaSSA（ミルタザピン）が第一選択です。
- 効果発現はNaSSAとスルピリドにおいて若干早いという報告もあります。
- 三環系抗うつ薬や四環系抗うつ薬は，旧世代の抗うつ薬であり，最近は用いられる機会が少なくなりました。

Point
- **薬剤アドヒアランスと治療効果判定は，治療開始時は少なくとも2週間に一度行います。重症例や自殺リスクのある患者においては，毎週が勧められます。**
- **低用量から開始して，1～2週間おきに増量することが一般的です。効果発現には通常2～3週間要します。薬剤の効果がないと判断するまでには，最大用量を少なくとも4～6週間投与する必要があります。**

- SSRIやSNRIは投与初期に悪心嘔吐をきたすことがあるため，食後に服用するよう指導します。また，そのような有害事象があるものの，通常は1週間以内に消失することを，あらかじめ患者に伝えておきましょう。
- SSRIやSNRIを急激に中止・減量すると，中断症候群を生じることがあります。これは，薬剤の中止・減量の数日後に，めまい，嘔気嘔吐，倦怠感，筋肉痛，不安焦燥などをきたすものです。薬剤を再開することで改善します。

❷ 抗うつ薬の種類と有害事象・特徴

- **表2** に抗うつ薬の種類と有害事象・特徴をまとめました。
- **表3** には抗うつ薬の初期・維持投与量を示しています。

表2 抗うつ薬の種類と有害事象・特徴

	作用機序	有害事象	特徴	薬剤
SSRI	セロトニン再取り込み阻害によるセロトニンの増加	・嘔気・嘔吐，焦燥（特に投与初期） ・睡眠障害，性機能障害，体重増加，血小板機能低下	・国際的に最も多く用いられている抗うつ薬 ・多くの不安症にも適応症を有している	フルボキサミン，パロキセチン，セルトラリン，エスシタロプラム
SNRI	ノルアドレナリンとセロトニン再取り込み阻害によるノルアドレナリンとセロトニンの増加	・（SSRIの有害事象に加えて）頭痛，高血圧	・神経障害性疼痛に対する効果あり	ミルナシプラン，デュロキセチン，ベンラファキシン
NaSSA（＝ミルタザピン）	アドレナリンα受容体刺激，セロトニン2a，2c，-3自己受容体によるノルアドレナリンとセロトニンの増加，ヒスタミン受容体拮抗	・眠気，食欲増進と体重増加，めまい	・効果発現が比較的早い（数日～1，2週間）	
スルピリド	ドパミン受容体拮抗	・錐体外路症状（特に高齢者で要注意），高プロラクチン血症，食欲増加と体重増加	・効果発現が比較的早い（数日～1，2週間）	
ボルチオキセチン	セロトニン$_{1A}$受容体刺激作用，セロトニン$_{1B}$受容体部分刺激作用，セロトニン$_{3，1D，7}$受容体拮抗作用	・嘔気・嘔吐，眠気，頭痛	・わが国で最も新しい抗うつ薬	

表3 抗うつ薬の初期・維持投与量

薬剤	初期投与量（mg/日）	維持投与量（mg/日）	主要な薬物相互作用など
SSRI			NSAIDsと併用注意（出血傾向），利尿薬と併用注意（SIADH）
エスシタロプラム	5～10	10～20	
フルボキサミン	25～50	50～300	
パロキセチン	10～20	20～40	チトクロームP450-2D6を強く阻害
セルトラリン	25～50	50～100	
SNRI			シプロフロキサシン，ケトコナゾールと併用注意
ミルナシプラン	25	60～100	
デュロキセチン	20	40～120	
ベンラファキシン-SR	37.5	75～225	
その他			
ミルタザピン	15	15～45	
スルピリド	50	150～300	添付文書上の用量は左記であるが，錐体外路症状のリスクのため100 mgを超えることは勧められない
ボルチオキセチン	10	10～20	

処方例 下記いずれかを用いる。

①リフレックス®／レメロン®（15 mg）　0.5～2錠　就寝前
不眠，食欲不振を伴う事例に適する。効果発現まで1～2週間。副作用は眠気・倦怠感。

②ドグマチール®（50 mg）　1～2錠
嘔気，食欲不振を伴う事例に適する。効果発現まで1週間程度。副作用は錐体外路症状。

③レクサプロ®（10 mg）　0.5～1錠　夕食後
眠気を避けたい事例に適する。効果発現まで2～3週間。副作用は投与初期の嘔気。

④サインバルタ®（20 mg）　1～3カプセル　朝食後
眠気を避けたい事例，慢性痛を伴う事例に適する。効果発現まで2～3週間。副作用は血圧上昇，不眠，投与初期の嘔気。

❸ 抗精神病薬

- 非定型抗精神病薬(オランザピン，クエチアピン，アリピプラゾール)
- 身体予後が厳しい(予後 1 カ月以内)の患者においては，抗うつ薬の効果発現を待てないこと，また，BZ 系抗不安薬はせん妄などの有害事象や忍容性低下のために，少量の抗精神病薬が選択されることがあります。

❹ 専門家への依頼を考慮すべきケース

- 以下の場合には，精神科や心療内科など，精神医学的治療の専門家への依頼を考慮するのがよいでしょう。

> ・1 種類の抗うつ薬で効果がみられない
> ・双極性障害が疑われる患者のうつ病(躁症状が疑われたり，双極性障害の既往がある)
> ・希死念慮を伴う患者

- BZ 系抗不安薬は短期的な使用に限定する。
- 抗うつ薬の選択は有害事象，薬物相互作用，用法用量，過去の使用歴を参考に行う。

けいれん，どうする？

- けいれん発作は，生涯のうち８～10%の人々が経験すると推定されており，決して珍しいものではありません[1]。
- 特に高齢者に関しては，新規に発症するけいれん発作やてんかんの約50%は65歳以上で起こるとされています[2]。
- けいれんの原因はてんかん以外にも多岐にわたっており，その原因の鑑別が重要です。
- 高齢者のてんかんでは，けいれんを伴わない場合が多いため，注意が必要です。

1. どうしますか（79歳，男性）

- 自宅にて意識消失を伴う全身性のけいれん発作（約１分間で消失）をきたしているところを妻に発見され，救急搬送された。
- 高血圧症，糖尿病，脂質異常症，血管性認知症にて近医外来で薬物治療中。70歳時に脳梗塞の既往あり，左半身に軽度の不全麻痺が残っている。
- 近時記憶障害と時折出現する易怒性を認めるが，全体に認知症症状は軽度で，妻と同居のもとでの日常生活には大きな支障を認めない。
- 当初，過去にけいれんの既往はないとの情報であったが，同居する妻からよく話を聞くと，約１カ月前に睡眠中の失禁，咬舌を認め，１週間前にはそわそわと落ち着かず，まとまりのない行動を認め，声をかけても返事をしないことがあったとのことだった。
- 来院時は意識レベルJCS 20で，救急車内でも約30秒間持続するけいれんを数回認めた。バイタルサインは，高血圧と頻脈以外には特記すべき所見を認めなかった。

2. 段取りはこの順で

①もしけいれんが持続する場合は，まずけいれんを止める必要がある。
②患者および発作目撃者から発作に関する情報を聴取する。聴取すべき事項とカルテに記載すべき事項を**表1**に示す[3]。
③身体所見および神経学的所見の確認，各種検査の実施により，身体的原因および脳器質的病変，脳波上のてんかん性異常波の有無を確認する。

④検索の結果に応じて方針を決定する。

1. 明らかな身体的原因・脳器質的病変が存在する場合（急性症候性発作）や失神が疑われる場合は，その原因や病変への治療を実施する。

2. 明らかな急性症候性発作や失神を支持する所見がなく，脳波上てんかん性異常波を認めた場合は，てんかんを疑って抗てんかん薬の投与を行う。

3. 急性症候性発作や失神を支持する所見がなく，脳波上明らかな異常波を認めない場合も，高齢者ではてんかんを疑って抗てんかん薬の投与を考慮する。なお，高齢者以外も，患者の意向を考慮したうえで，抗てんかん薬を投与してよい。

⑤けいれんが消失しても意識レベルが改善しない場合は，身体的な要因のほかに，非けいれん性てんかん重積（nonconvulsive status epilepticus；NCSE）も考慮する。

表1 てんかん診断の問診において必要な事項

1. 患者および発作目撃者から発作の情報を得ることが重要である
a．発作の頻度 b．発作の状況と誘因（光過敏性など） c．発作の前および発作中の状況（身体的，精神的症候および意識障害） d．症状の持続 e．発作に引き続く症状 f．外傷，咬舌，尿失禁の有無 g．発作後の頭痛と筋肉痛 h．複数回の発作のある患者では初発年齢 i．発作および発作型の変化・推移 j．最終発作 k．発作と覚醒・睡眠との関係
2. 発作目撃者からの発作に関する病歴には次の事項を含むことが重要である
a．発作の頻度 b．発作の前および発作中に観察された詳細な状態（患者の反応，手足の動き，開閉眼，眼球偏位，発声，顔色，呼吸および脈拍） c．発作後の行動，状態の詳細 d．家族撮影のビデオ
3. カルテの病歴記載に際しては，次の事項を含むことが重要である
a．年齢（多くのてんかんは年齢依存性である） b．性別 c．既往歴（周産期異常，熱性けいれん，頭部外傷，精神疾患など） d．併存疾患 e．アルコール歴，常用薬，麻薬歴の既往 f．家族歴 g．社会歴

（文献4より引用）

❶ けいれんが持続する場合は，まずけいれんを止める

- 気道および静脈路を確保して酸素投与を開始し，モニター装着のうえでベンゾジアゼピン（benzodiazepine；BZ）系薬剤を緩徐に静注します。

処方例
①ジアゼパム（セルシン®，ホリゾン®）　10 mg　緩徐静注（呼吸器系・循環器系の抑制に注意しながら，2分以上かけて静注）
または
②ロラゼパム（ロラピタ®）　4 mg　緩徐静注（呼吸器系・循環器系の抑制に注意しながら，2分を目安として緩徐に静注）。なお，必要に応じて4 mgを追加投与するが，総量として8 mgを超えないこと。

- けいれんの抑制が困難な場合は，ICUなどの全身管理が可能な環境での管理に移行します。
- けいれんの抑制を図りつつ，以下の②以降の過程を進めます。

❷ てんかんを見逃さないように注意して，病歴聴取を行う

- てんかんとは，大脳ニューロンの過剰な放電に由来する反復性の発作を主徴とする慢性疾患です。
- てんかん発作は，脳の一部から興奮が始まる焦点（部分）発作と，最初から脳全体が興奮する全般発作に分けられます（**図1**）[3]。なお，国際抗てんかん連盟発作型分類では，2010年版での改訂で「部分発作」を「焦点発作」との呼称に変更しています。

図1 主なてんかん発作分類

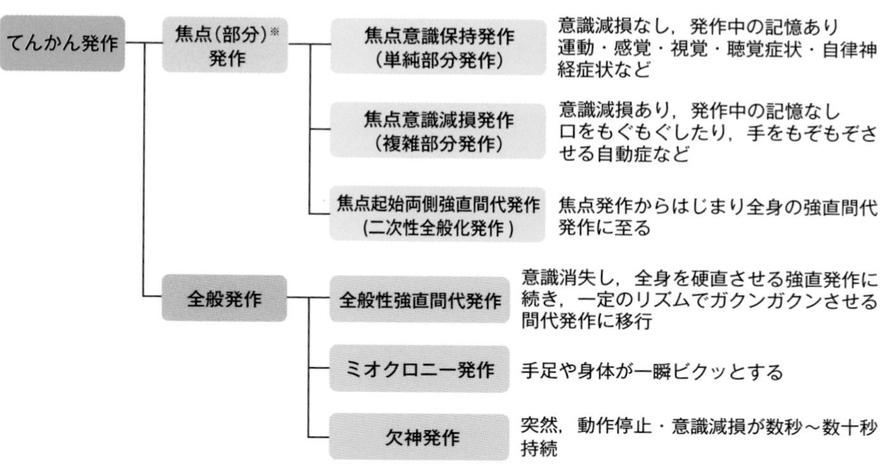

※（　）内は国際抗てんかん連盟発作型分類1981以前の名称
（文献3より引用）

- 焦点発作は，意識障害を伴わない焦点意識保持発作（単純部分発作）と意識障害を伴う焦点意識減損発作（複雑部分発作）に分けられます。全般発作に移行する場合もあり，これを焦点起始両側強直間代発作（二次性全般化発作）とよびます。
- 全般発作は，意識消失を主症状とする欠神発作，意識障害を伴わず突然全身あるいは四肢・体幹に強いけいれんをきたすミオクロニー発作，ミオクロニー発作がリズミカルに反復される間代発作，意識障害を伴い数秒間身体が硬くこわばる強直発作，その両方が起こる強直間代発作などがあります[5)]。

Point **けいれんの原因は多数存在するため，最初からてんかんと決めつけてはいけません。しかし，てんかんを念頭に置いた問診は重要です。**

- てんかんの診断には，**表1**[4)]（→ p72）の項目を聴取する必要があります。

❸ けいれんの原因を検索する

Point **特に初回のけいれんでは，さまざまな身体因や器質因によるもの（急性症候性発作，失神）との鑑別が重要です。**

- 急性症候性発作は，急性全身性疾患，急性代謝性疾患，急性中毒性疾患，急性中枢神経疾患（感染症，脳卒中，頭部外傷，急性アルコール中毒，急性アルコール離脱など）と時間的に密接に関連して起こる発作と定義されています（**表2**）[6)]。明確な原因があり，急性疾患が背景にあることから，死亡率が高くなります。
- 失神とは，「一過性の意識消失発作の結果，姿勢が保持できなくなるが，かつ自然に，また完全に意識の回復がみられること」と定義され，速やかな発症，一過性，速やかかつ自然の回復が特徴です[7)]。
- 失神の基本的な病態生理は「脳全体の一過性低灌流」です。前駆症状（浮動感，悪心，発汗，視力障害など）を伴う場合もあります[7)]。
- 失神の原因として，起立性低血圧による失神，反射性（神経調節性）失神，心原性（心血管性）失神があり，反射性失神の頻度が最も高く，心原性失神がそれに次ぐとされています[7)]。
- 全身の筋緊張亢進（強直）や不規則な筋収縮（ミオクローヌス）を伴うことも多く，これらはけいれん性失神とよばれます[3)]。けいれん性失神と，てんかん発作の鑑別点を**表3**に示します[3)]。
- 従って上記から，身体・神経学的所見，血液・尿検査，心電図，胸部X線，頭部CT/MRI，脳波身体所見および神経学的所見の確認，各種検査の実施により，急性症候性発作や失神を除外する必要があります。

表2 主な急性症候性発作

脳血管障害	脳血管障害から7日以内に起こる発作
中枢神経系感染症	中枢神経系感染症の活動期に起こる発作
急性自己免疫性脳炎	急性自己免疫性脳炎の活動期に起こる発作
頭部外傷	頭部外傷から7日以内に起こる発作
代謝性・全身性疾患	電解質異常，低血糖，非ケトン性高血糖，尿毒症，低酸素性脳症，肝性脳症，高血圧性脳症，子癇，posterior reversible encephalopathy syndrome（PRES），全身性エリテマトーデス（SLE），ミトコンドリア脳症など，全身性疾患に関連して起こる発作
中毒	麻薬（コカインなど），処方薬（アミノフィリン，イミプラミンなど），危険ドラッグ，薬剤過剰摂取，環境からの曝露（一酸化炭素，鉛，樟脳，有機リンなど），アルコール（急性アルコール中毒など）に曝露している間に起こる発作
離脱	アルコールや薬剤（バルビツレート，ベンゾジアゼピンなど）の依存があり，中止後1～3日以内に起こる発作
頭蓋内手術後	頭蓋内脳外科手術の直後に起こる発作
脱髄性疾患	急性散在性脳脊髄炎，多発性硬化症の急性期に起こる発作
放射線治療後	被曝後24時間以内に起こる発作
重複要因	同時に起きたいくつかの状況と関連した発作

（文献6を一部改変し引用）

表3 けいれん性失神とてんかん発作の鑑別点

		けいれん性失神	てんかん発作
誘因		恐怖，疼痛	怠薬，睡眠不足，飲酒
発作時体位		立位が多い	さまざま
前兆・前駆症状		前駆症状として 冷感，眼前暗黒感など	前兆を自覚することがある
発作症状	運動症状	強直発作・ミオクロニー発作	全般性強直間代発作
	運動パターン	さまざま	強直相から間代相へ
	発作持続時間	通常は30秒以内	通常30秒～2分
	咬舌	まれ	多い
	尿失禁	まれ	多い
発作後症状	意識	すみやかに回復	次第に回復 発作後もうろう状態が みられることがある
そのほか			頭痛，全身筋肉痛などあり

（文献3より引用）

- 脳波によるてんかん性異常波の確認は，てんかんと診断するうえで重要です。てんかん性異常波の例を**図2**[8)]に示します。
- けいれんの原因として，急性症候性発作，失神，てんかん以外に，心因性非てんかん発作があります。

図2 脳波でみられるてんかん性異常波

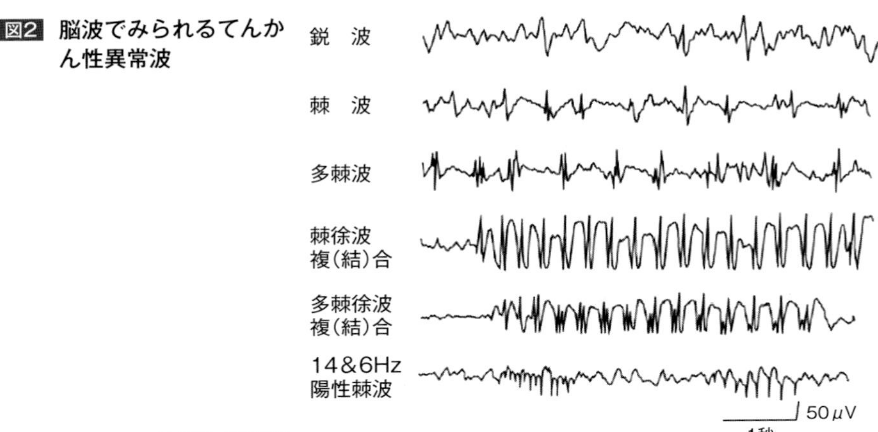

（文献8より引用）

❹ 検索の結果に応じて方針を決定する

(1) けいれんの原因となる身体因や脳器質因が明らかな場合（急性症候性発作，失神）

- 原因への対応を優先します。これらの身体因や脳器質因は多岐にわたるため，それぞれの対応に関する説明は割愛します。

(2) てんかんが疑われる場合は，ガイドラインを参考にして，各薬剤の薬物相互作用も考慮しつつ薬物療法の開始を検討する

注意 抗てんかん薬には薬物相互作用をもつ薬剤が少なくないため，十分注意してください。

- 日本神経学会の『てんかん診療ガイドライン2018』では，初回の非誘発性発作で神経学的異常，脳波異常，脳画像病変ないしはてんかんの家族歴がある場合は，再発率が高く治療開始を考慮するとされています[9)]。
- 初回発作においては，前述の場合以外は原則として抗てんかん薬による治療を開始しないとされていますが，患者の社会的状況，希望を考慮して初回発作後から治療開始してもかまいません[9)]。

- 前述のガイドライン[9]における高齢発症てんかんでの選択薬を**表4**に示します。
- **表4**中「焦点発作(部分発作)；合併症・併存症なし」のカルバマゼピンに代えて，ラコサミドを加えるというエキスパート・オピニオンによる推奨もあります。カルバマゼピンの重篤な薬疹リスクを考慮しての選択です[10]。なお，**表4**に挙げた薬剤の有害事象などを**表5**に記載しています。

表4 高齢発症てんかんでの選択薬

焦点発作(部分発作)	合併症・併存症なし	カルバマゼピン，ラモトリギン，レベチラセタム，ガバペンチン
	合併症・併存症あり	レベチラセタム，ラモトリギン，ガバペンチン
全般発作		ラモトリギン，バルプロ酸，レベチラセタム，トピラマート

・トピラマート，ガバペンチンは，日本では部分発作への併用療法のみが保険適用
・レベチラセタムは，日本では，全般発作に関しては強直間代発作に対する抗てんかん薬との併用療法のみが保険適用
(文献9より引用)

表5 表4に記載された薬剤の有害事象と特徴

	有害事象	その他の特徴
カルバマゼピン	[頻度は低いが重篤] スティーブン・ジョンソン症候群，薬剤起因性過敏症候群，低ナトリウム血症，全身性エリテマトーデス様の皮疹	焦点性てんかんの第一選択薬
ラモトリギン	[頻度は低いが重篤] スティーブン・ジョンソン症候群，薬剤起因性過敏症候群	バルプロ酸併用で血中濃度が上昇するため，異なる用量・用法設定あり。最も中断率の低い薬剤の1つ
レベチラセタム	[重篤度が低い] 重苦しい漠然とした不安感	最近，初期治療に最も選ばれている。注射製剤あり
ガバペンチン	[重篤度が低い] 眠気	有害事象，薬物相互作用がともに少ない
トピラマート	[頻度は高いが重篤度が低い] 四肢のしびれ，発汗減少，食思不振 [頻度は低いが重篤] 体温上昇，代謝性アシドーシス，続発性閉塞隅角緑内障	新規抗てんかん薬のなかでは薬効が高いが，中断率も高い
ラコサミド	[頻度は高いが重篤度が低い] めまい，ふらつき	有害事象，薬物相互作用がともに少ない。注射製剤あり
バルプロ酸	[頻度は高いが重篤度が低い] 振戦，血小板減少，嘔気・嘔吐 [頻度は低いが重篤] 高アンモニア血症，急性脳症，急性膵炎，ライ症候群	全般てんかんの第一選択薬。催奇形性に関しては，1～2%の頻度で二分脊椎が出現

(文献10を参考に筆者が作成)

(3) 高齢者では，臨床所見からてんかんが疑われる場合は，脳波上てんかん性異常波を認めなくても抗てんかん薬の投与を考慮する

- 急性症候性発作や失神を支持する所見がなく，脳波上明らかな異常波を認めない場合も，高齢者ではてんかんを疑って，抗てんかん薬の投与を考慮します。なお，高齢者以外も，患者の意向を考慮したうえで抗てんかん薬を投与してよいでしょう。
- 高齢者では初回発作後の再発率が高く，急性症候性発作や失神を支持する所見がないなど臨床所見からてんかんが疑われる場合は，初回発作後からの治療を考慮します[9]。
- しかし，脳波はてんかん性異常波の検出のみならず，意識レベルや脳機能の評価に重要な情報をもたらすため，必ず実施します。
- 高齢発症てんかんにおいて最も多い発作型は，焦点意識減損発作（複雑部分発作）です[11]。
- 本項で提示した症例では，過去にけいれんの既往はありませんが，約1カ月前に睡眠中の失禁，咬舌を認め，1週間前にはそわそわと落ち着かず，まとまりのない行動を認め，声をかけても返事をしないことがあったとのことでした。
- 睡眠中の失禁，咬舌から，てんかん発作をきたしたことが示唆されます。また，「そわそわと落ち着かずまとまりのない行動を認め，声をかけても返事をしないことがあった」とのエピソードは，自動症が疑われます。

参考 自動症とは

焦点意識減損発作（複雑部分発作）に伴う症状であり，落ち着かない様子で体を動かす，舌なめずりをする，唇を咬む，口をモグモグさせる，手を揉む，着衣の端をつまむ，歩き回るなどの動作を示します。

- この症例に対しては，焦点意識減損発作（複雑部分発作）を念頭に置き，合併症が存在することから，次の処方例を示します。

処方例　①レベチラセタム（イーケプラ®）　1回500 mg　1日2回　内服（朝夕食後）

※成人腎機能障害患者に本剤を投与する場合は，添付文書に示すクレアチニンクリアランス値を参考として，投与量および投与間隔を調節すること。

または

②ラコサミド（ビムパット®）　1回50 mg　1日2回　内服（朝夕食後）

- 自動症が認知症の行動・心理症状(behavioral and psychological symptom of dementia ; BPSD)と誤解される場合や，発作に伴う意識障害の間における健忘を，認知症の記憶障害ととらえられる場合がありますので，注意が必要です。

❺ 非けいれん性てんかん重積(nonconvulsive status epilepticus ; NCSE)

- 焦点意識減損発作(複雑部分発作)，もしくは欠神発作が重積した状態と考えられます。
- 遷延する意識障害として現れます。全身の精査を行っても意識障害の原因が不明の場合，この状態を疑う必要があります。
- 脳波を実施しないと診断が困難です。一例の脳波を**図3** に示します[12)]。

図3 **非けいれん性てんかん重積患者の脳波(40歳代女性)**

全般性の棘波と棘徐波複合を認める。

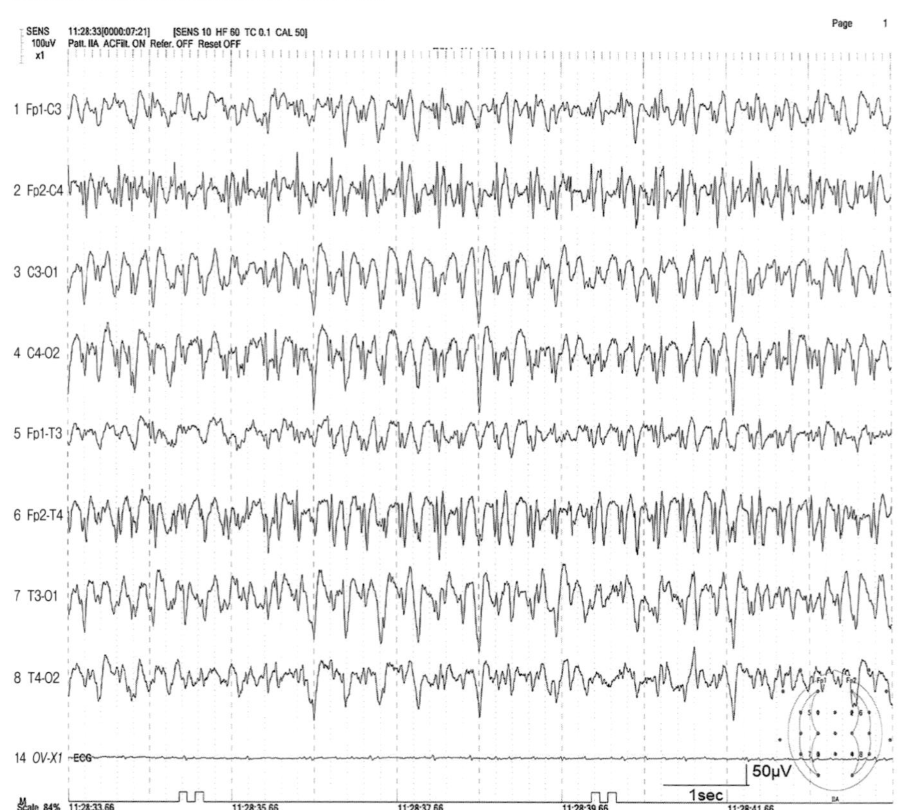

- 治療にはジアゼパムまたはロラゼパムの緩徐静注を行い，改善を認めなければホスフェニトインの点滴静注を行います[13)]。

処方例

①ジアゼパム(セルシン®，ホリゾン®)10 mg　緩徐静注(呼吸器系・循環器系の抑制に注意しながら，2 分以上かけて静注)

または

②ロラゼパム(ロラピタ®)　4 mg　緩徐静注(呼吸器系・循環器系の抑制に注意しながら，2 分を目安として緩徐に静注)。なお，必要に応じて 4 mg を追加投与するが，初回投与と追加投与の総量として 8 mg を超えないこと。

上記で改善を認めなければ，

③初期投与として

ホスフェニトイン(ホストイン®)　250 mg ＋生食 50 mg　15 分かけて点滴静注

維持投与として，上記初期投与から 12 時間以上空けて

ホスフェニトイン(ホストイン®)　体重× 5 ～ 7.5 mg ＋生食 50 mg　15 分かけて点滴静注

- それでも無効であれば，人工呼吸器管理下でのプロポフォール(ディプリバン®)などの投与も考慮が必要です[4)]。

3. 今後の方針

- てんかんは慢性疾患であり，加療を継続する必要があります。加療を担う診療科には精神科，脳神経内科，脳神経外科，小児科などがあります。医療機関の体制に応じて適切な診療科へコンサルテーションを行います。
- コンサルテーションの際には，発作の性状，使用した薬剤を含めてできる限り詳しい情報提供を行うことが望まれます。

4. 本人・家族への対応

- けいれんを起こしたことに対して，本人および家族は強い不安や驚きを示していることが予想されます。共感的に接し，何が原因で症状が起こったのか，どのように対応したのか，今後どのように治療していくのか説明していく必要があります[4)]。
- 発作再発のリスクを低減させる目的で，抗てんかん薬を規則正しく服用する，できる限り過労や不眠を避けるなどの生活指導も行います。

これさえ
できれば

- けいれんやそれに随伴する症状につき，詳しく情報収集を行う！
- けいれんの原因は多岐にわたるため，その原因の鑑別には全身の検索が必要！
- ガイドライン上「脳波上明らかな異常波を認めない場合も，高齢者ではてんかんを疑って抗てんかん薬の投与を考慮する」とされるが，脳波検査は必ず実施する！
- てんかんと診断した場合，継続治療がなされるよう適宜コンサルテーションを行う！

文献

1）Schachter SC: Evaluation and management of the first seizure in adults. In UpToDate, Garcia P, Edlow JA, Dashe JF (ed), UpToDate（2022 年 3 月 27 日閲覧）.

2）Shih T: Seizures and epilepsy in older adults: Etiology, clinical presentation, and diagnosis. In UpToDate, Schachter SC, Schmader KE, Dashe JF (ed), UpToDate（2022 年 3 月 27 日閲覧）.

3）上利　大，神　一敬：けいれん発作・てんかん発作とは．BRAIN NURSING2020; 36: 8-12.

4）てんかんの診断・分類，鑑別（REM 睡眠行動異常症を含む）．日本神経学会 監，「てんかん診療ガイドライン」作成委員会 編：てんかん診療ガイドライン 2018．医学書院，2018，2-16.

5）北浦祐一：てんかん・けいれん．上村恵一，ほか 編：がん患者の精神症状はこう診る 向精神薬はこう使う 精神腫瘍医のアプローチが 25 のケースでわかる，じほう，2015，100-111.

6）急性症候性発作．日本神経学会 監），「てんかん診療ガイドライン」作成委員会 編：てんかん診療ガイドライン 2018．医学書院，2018，153-162.

7）日本循環器学会，ほか：［ダイジェスト版］失神の診断・治療ガイドライン（2012 年改訂版），https://www.j-circ.or.jp/cms/wp-content/uploads/2020/02/JCS2012_inoue_d-1.pdf（2022 年 6 月 26 日閲覧）.

8）山内俊雄：てんかんの診断はどう行われるか．日本てんかん協会 編集協力：キーワードから読み解く やさしいてんかんの本，保健同人社，2009，61-124.

9）成人てんかんの薬物療法．日本神経学会 監，「てんかん診療ガイドライン」作成委員会 編：てんかん診療ガイドライン 2018，医学書院，2018，25-38.

10）兼本浩祐：治療．てんかん学ハンドブック 第 4 版．医学書院，2020，29-64.

11）日本てんかん学会 編：高齢者．てんかん専門医ガイドブック てんかんにかかわる医師のための基本知識．診断と治療社，2014，47-50.

12）北元　健，ほか：救急医療における脳波検査の有用性について．総合病院精神医学 2018; 30: 242-250.

13）てんかん重積状態．日本神経学会 監，「てんかん診療ガイドライン」作成委員会 編：てんかん診療ガイドライン 2018．医学書院，2018，76-90.

希死念慮，どうする？

- 患者から,「終わりにしたい」,「死にたい」と言われたら, まずは思いを傾聴しましょう。
- 思いを十分聞かずに，「そんなこと言わないでください」と打ち切ってしまうような対応はやめましょう。
- 背景にある耐え難い苦痛が何であるか，理解しようと努めましょう。
- 疼痛や呼吸困難感などの症状緩和も，希死念慮の抑止には重要です。
- 自殺リスクが高く，予測困難な内因性うつ病を見逃さないようにしましょう。

1．どうしますか（60歳代，女性）

- 急性リンパ性白血病，慢性移植片対宿主病(graft versus host disease；GVHD)。
- 2年前に造血幹細胞移植を行った。
- 移植治療後，順調に回復し自宅退院した。
- その後, 腸管や皮膚のGVHDが増悪し, 現在まで入退院を繰り返している。
- 数日前より，両下肢のしびれを自覚。歩行困難となり緊急入院となった。
- 子どもはすでに独立しており，現在夫と二人暮らしである。

症例ー体験例

(今日の午前外来は混んでいるな。午後の病棟診察は開始が遅れそうなので，外来へ向かう前に入院患者をさっと診察してから行こう)そんな思いを胸に, 医師は病室へ出向いた。患者は, いつものように布団にすっぽりくるまってベッドに横たわっていた。声をかけ，一通り診察を終えた。ベッドサイドを離れようとした，まさにそのとき，唐突に患者が言った。

「先生…もう，終わりにしたい」

闇のような空虚な視線を患者から向けられ，医師は思わずたじろいだ。

(死にたい？　なぜ, このタイミング？　せめて診察の最初に話してよ。今日の外来混んでいるのに。この場を早く収めるには，どうする？)

医師は次のように伝えた。

「入退院の繰り返しで，つらいですよね。でも，終わりにしたいなんて，そんなバカなことは言わないでください。今まで，頑張ってきたじゃないですか。あなたの回復を信じて，待っておられるご家族も悲しみます。一緒に頑張りましょう」
しばらく黙った後，患者は静かに答えた。
「そうですね。変なこと言ってすみませんでした。頑張ります」

- これは，決してまれな診察光景ではありません。このような診察は医師にとっても，心苦しいものです。
- 「終わりにしたい，死にたい」と告げられ，医師も冷静ではいられません。まして，外来開始がさし迫った忙しい時間帯であれば，なおさらです。
- 患者の話を，腰を落ち着けて聞いていると外来開始が遅れます。しかし，診療を中座して外来に行ったら，診察中もその患者のことが気になって診察に身が入りません。
- 医師は，何とか患者を説得し，「死なない約束」を取り付けようと焦るかもしれません。あるいは，思うように改善しない状況を，「あなたの治療が悪いからだ」と患者から責められているように感じて，この場を早く立ち去りたくなるのかもしれません。
- 次の理由から，この対応は不適切です。

・患者の気持ちの表出を遮っている。
・希死念慮の背景にある，患者の耐え難い苦痛に目を向けていない。
・「死ぬなんてバカなこと」，「家族も悲しむ」という叱責や説得を行っている。

- これらについて，次項より詳しく説明します。

症例ー対応例
医師「終わりにしたい，いっそ死にたいくらい，つらい気持ちなのですね」
「はい」と患者は静かにうなずいた。
医師「○○さんが感じていることを，もう少し話していただけますか？」
患者「移植したら，元気になると思っていました。それなのに，入退院の繰り返し。とうとう自分で歩くことさえ，できなくなってしまいました。これまでやってきたすべての治療をなかったことにしたい。時間を移植の前に巻き戻したい。そんなこと叶うはずはないのに」
医師「（患者の思いをしっかりと傾聴のうえ，発言を患者と一緒に振り返りながら）この状況であれば，そのように感じても，無理はないかもしれませんね」（つらさに共感）

2. 叱責や説得よりも大切なこと

❶ 患者の思いを傾聴する

- 患者から「死にたい」と告げられたとき，多くの医療者は動揺します。医療者は，突如，自殺についての自己洞察を強いられてしまいます。
- 話を詳しく聞いてしまったら，患者の死にたい気持ちを強めてしまうのではないか，自殺を話題にするのは嫌だ，できれば避けたい，話し合うのが怖い，など医療者のなかにはさまざまな思いが生まれます。
- この状況に耐えられず，「死ぬなんてバカなことを言わないで」と叱責し，「いかに自殺がいけないか」患者を説得したくなるかもしれません。
- 「自殺はいけない」，「自殺はバカなこと」と決めつけられた時点で，患者は「死にたい」気持ちを正直に語れなくなります。医療者のこのような対応は，患者の苦悩を軽減するどころか，「かえって自殺に対する抵抗感を弱めて」[1)]しまう場合があるようです。

Point **「終わりにしたい」，「死にたい」という告白には，とても勇気がいるものです。医療者は真剣に向き合わなければなりません。**

- もう１つ，忘れてはならないこと，それは，その告白が，ほかの誰でもなく，あなたに対してなされたという事実です。話そうか，やめようか，ためらって，迷って，ようやく言えた「終わりにしたい」気持ちを，私たちは大切に扱わねばなりません。
- とはいえ，症例のように，外来に患者が待っており，傾聴に費やす時間がほとんどない状況はよくあります。そんなときは「私は○○さんの思いを知りたい。そのために十分な時間を確保したい。外来が終わったらもう一度伺うので，そのときに，気持ちをしっかり聞かせてほしい」と伝えるのも１つの方法です。
- 傾聴は希死念慮をあおって自殺行為に向かわせるものではありません。むしろ，このような話し合いの回避自体が，患者の苦悩をより深いものに[2)]してしまいます。

❷ 傾聴する際のポイント

- 松本[3]は希死念慮を傾聴する際のポイントとして，次のように述べています。

> 「患者の主張がたとえ論理的に妥当なものではないとしても，ひとまず相手の言い分に耳を傾けることが重要である」。

- その際，患者の発言のなかで重要と思われる言葉を繰り返し，「○○さんは，××の問題で困っているのですね？」というように，問題を明確化する必要があります。

参考 ● **Joiner らは傾聴の際のアドバイスとして,「患者のことを名前で呼び，診察の間中，その名前を繰り返す」方法を勧めています[1]。**

- つらい気持ちを絞り出すように語る患者との時間は，医療者にとっても心苦しいものです。苦しいと感じている自分に気づき，ときには呼吸に注意を向け，自身の気持ちを整えながら，しっかり傾聴しましょう。
- 患者は語りによって，固く押し込めてきたつらい気持ちを，少しずつ手放しているのだと私は思うようにしています。

❸ 質問する

- 希死念慮を告白されたとき，傾聴と並んでもう 1 つ大切なのは，「質問する」ことです。
- 質問には主に 3 つの目的があります。

> ①希死念慮の背景にある問題を明らかにする（これについては次項で詳しく述べます）。
> ②これほどつらい状況にありながら，これまで自殺を思いとどまらせてきた要因は何か同定する。
> ③患者の苦しみを理解したい，患者に関心をもっているという姿勢を示す。

です。

- 自殺を思いとどまらせてきた要因を保護因子とよびます。保護因子について患者と一緒に振り返ると，さまざまな要因に気づきます。

参考 保護因子の例

「両親を残して逝けない」
「子どもたちに迷惑がかかる」
「今まで支えてくれた家族や主治医に申し訳ない」
「仕事を中途半端にできない」　など
家族や医療者への配慮，仕事や宗教などが自殺の歯止めになったりしています。

- 保護因子を見つける過程で得られた情報が，しばしば自殺行動を思いとどまらせるヒントにつながります。そのため，この質問は忘れずに行いましょう。
- 勇気をふり絞って打ち明けた「死にたい」気持ち。「命を絶ってでもこの苦しみから解放されたい」と願う患者の苦しみ。それらを，どんなに理解しようと努めても，本人以外の人間が，その計り知れない苦しみをありのまま理解するのは困難です。
- 患者と向き合うなかで，無力さが否応なく医療者を襲います。それでも，理解するための質問を続けましょう。患者に関心を寄せ，真剣に向き合う医療者の姿勢は，きっと患者の心に届くはずです。

Point 希死念慮の告白に際して，医療者がなすべき行為は，つらさの「傾聴」と「質問」であり，自身の考えや信念の伝達ではありません。

3. 希死念慮の背景にある問題

- 希死念慮の背景には，多彩な苦痛が存在しています。ここでは，２つの問題を取り上げて概説します。

❶ 耐え難い身体的苦痛

- コロナワクチン接種後に出現する発熱や倦怠感でさえ，心細いものです。数日で改善するとわかっていても，身体症状が続く間は，何かしら不安になります。
- まして，入院治療が必要な身体疾患の場合はなおさらです。痛み，だるさ，息苦しさ，かゆみ，下痢，嘔吐など，苦痛を伴う身体症状が，激しく長く続くなかで，通常の精神状態を保っていられる人は，いったいどれくらいいるのでしょうか？

- 出口のない苦しみのトンネルでもがき，いつ終わるともしれぬ苦痛に「死にたい」，「人生を終わりにしたい」と願っても，なんら不思議ではありません。

Point **希死念慮の背景に，このような耐え難い身体症状があると気づいたら，速やかに症状緩和に取り組みましょう。**

- 自殺の危険因子[4)]として挙げられる主な身体症状は，疼痛，衰弱，全身倦怠感などです。なかでも，疼痛は抑うつと関連しています。慢性的な痛みが抑うつを引き起こし，抑うつによって痛みの体験が増幅[4)]されます。つまり，疼痛と抑うつは，それぞれ影響し合って[4)]います。
- 「痛い」，「苦しい」と訴えたなら，症状軽減のための対応が受けられるというのに，なんらかの理由で，医療者につらさを伝えない患者がいます。その理由として，「だるさは治らないのだから，我慢しなければいけない」，「痛み止めは体に悪いから，つらくても飲んではいけない」などの誤解や思い込みが挙げられます。これらは，患者の苦痛を長引かせる要因となります。
- 患者が病状を正確に把握できていないために，問題が生じる場合もあります。

症例では
- 突然生じた歩行困難に，「このまま一生歩けない」と思い込んでいました。
- 治療をすれば歩けるようになるという医師からの説明は，まったく記憶に残らなかったようです。
- 患者は絶望感を抱き，死にたい気持ちが強まりました。

- 患者の病状に対する理解を確かめ，必要があれば誤解を修正する，そんなやりとりが医療者に求められます。
- がんの終末期には，十分な緩和ケアを提供しても，苦痛が残ることがあります。その際には，薬剤を用いて鎮静をし，臨死期の耐え難い苦痛を感じずに済む方法が選択できます。これを，症状緩和のための鎮静といいます。
- 「死の間際には，どれほど苦しむだろう」。そんな不安を抱える患者は少なくありません。そんな患者には，症状緩和のための鎮静についてあらかじめ説明し，話し合いましょう。

Point どんな場合にも苦しみをやわらげる手段があり，必要なときにはそれらを選択できると知れば，患者の自己コントロール感が維持され，今後の不安，恐怖が和らぐ可能性[2)]があります。

忘れられない患者

肺がん治療中であった男性患者で，忘れられない方がいます。かかわっていた当時は，投薬で症状緩和が得られており，通常の生活を送っているようにみえました。そんな彼があるとき，近い将来訪れる臨死期への恐怖を語り，自分には耐えられそうもないと言いました。当時の私は，その話題を深めようとはせずに，患者の注意を「今できていること，楽しめていること」に向けようと必死でした。患者とその話題について話し合うのが怖かったのです。患者はその後，いつものように，好きな釣りの話を語り帰宅しました。その２週間後，妻から電話で報告を受けたソーシャルワーカーから，患者の自殺を伝え聞きました。

❷ 耐え難い精神的苦痛

- ここでは，自殺念慮との関連が指摘されている，抑うつについて概説します（抑うつについては, 本書の「不安・抑うつ, どうする？」（→ p53 ～）もご参照ください）。

図1 DSM-5と従来診断におけるうつ病との関係

DSM-5 | 従来診断

うつ病（DSM-5）
- 内因性うつ病
  （感情移入困難な経験 / ストレス性の出来事との関連性は，はっきりせず / 気分の反応性の喪失 / 抗うつ薬や ECT 効果あり / 励ましは禁忌）
- 心因性抑うつ
  （感情移入可能な経験 / ストレス性の出来事に続いて起こる / 気分の反応性は保持 / 精神療法が効果的 / 励ましは禁忌ではない）

- 神経症性抑うつ
- 反応性うつ
- demoralization

（文献５を参考にして作成）

(1) 抑うつ

- 身体疾患に合併した精神障害の診断においても，通常は米国精神医学会(American Psychiatric Association；APA)の診断基準(DSM-5)などが使用されます。ただし，ここでは，従来診断に基づいて述べます(**図1**)[5)]。
- これを用いる理由としては，それぞれ治療や対応の仕方が異なるからです。ここでは，内因性うつ病とdemoralizationを取り上げます。

(2) 内因性うつ病

- 抑うつのなかでも内因性うつ病は，精神科への相談を検討すべき病態です。
- 次のような特徴があります。

> ・「気分の反応性」が失われている
> ・朝に悪く，夕方にかけて徐々に回復していく(日内変動がある)
> ・不眠，食欲低下，便秘など自律神経症状を伴う　など

参考 「気分の反応性」の喪失

- **孫とのテレビ電話に「楽しい，元気がもらえる」と話していた患者が，「孫に電話をするのもわずらわしい」と感じるようになったり，「悪性かもしれないと諦めていた組織検査の結果が良性だった。うれしいはずなのに，安堵や喜びがわかない」など，本来なら喜ばしい(あるいは悲しい)体験に対して，喜びや悲しみを味わえない状態をいいます。**
- **「感情が抜け落ちてしまった」と表現する患者もいます。**

- つまり，内因性うつ病では，喜ばしい出来事に反応して症状は改善しないし，悲しい出来事に反応して悪化もしません[5)]。
- 治療には，抗うつ薬などの薬物療法や電気痙攣療法(electroconvulsive therapy；ECT)のような身体的治療が優先されます。
- なお，患者への励ましは無効どころか有害です。

(3) demoralization

- 心因性抑うつの一部に，demoralization(意気消沈，士気低下)があります。これは，ストレス対処に失敗し続けた結果，生じる心理状態[6)]です。
- 特徴として，絶望感，無力感，自尊感情の低下などが[6)]挙げられます。身体的，精神的な苦痛症状の不十分な緩和や，社会的孤立と関連[7)]しています。

● **図2** のように，うつ病(DSM-5)とはオーバーラップしますが，内因性うつ病とは区別され，うつ病(DSM-5)より，さらに正常の心理状態を含みます[8)]。

図2 抑うつ病態における従来診断とうつ病(DSM-5)，demoralizationの対応関係

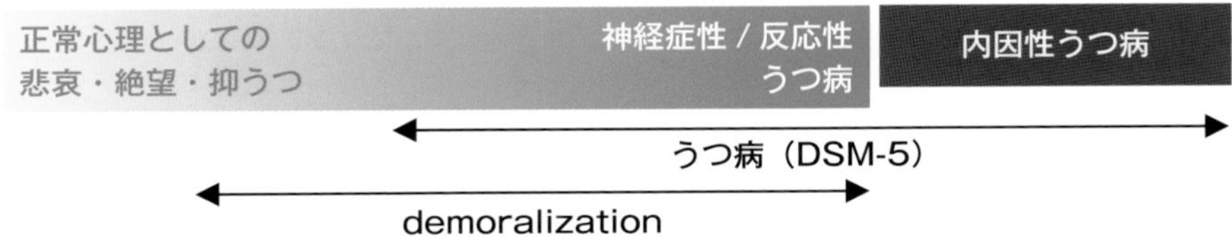

［文献8より改変して引用。大うつ病性障害をうつ病(DSM-5)と記載］

● demoralization をここで取り上げたのは，これが抑うつ状態とは独立して希死念慮と関連[8)]しているからです。つまり，うつ病(DSM-5)とは診断されない「病的な抑うつのない患者」に自殺リスクがあるというのがポイントです。

● demoralization には，抗うつ薬や ECT などの身体治療は効果を示しません[8)]。精神療法が有効です[8)]。精神療法の目的は，患者の苦痛症状の緩和と自己統御感の回復です。

● 励ましは禁忌ではありませんが，効果が出現するまで時間を要します。

参考 自己統御感

● 自己統御感とは，自分の人生やおかれた状況を自分の力でコントロールしているという感覚です。

● 慢性 GVHD を患う症例にとって，移植後の２年間は苦しみの連続だったことでしょう。入院治療でようやく改善しても，また新たな症状が出現して入院してしまう。「自分の人生を，自分ではどうすることもできない」，「我慢して治療を続けても，全然よくならない」，そんな体験の繰り返しで，次第に患者の自己統御感が失われていきます。

● 対応としては，看護スタッフと協力・相談しながら，「本人に選択してもらえる状況」を探し，提供していきます。

● 例えば，「配薬は 30 分後にしますか，１時間後にしますか」，「お茶とお水はどちらがいいですか」，など。

● たとえ，小さな選択であっても，自分でコントロールしている感覚を味わってもらうことで，自己統御感の回復につながります。

- demoralizationの改善のため，医療者がなすべきこと。それは，患者に関心を寄せ続け，共感的理解を示す[6]ことです。これが，患者の孤立感や疎外感を和らげ[6]，回復へ導きます。

絶望感(hopelessness)について

・抑うつ状態とは独立した希死念慮の関連因子に，絶望感(hopelessness)[2]があります。
・Beckは，絶望の長期化が自殺へ向かわせる最大の要因であると提唱[9]しています。
・絶望は精神障害への罹患の有無にかかわらず，誰にでも起こる[9]ものです。
・絶望感を計測するためのBeckの評価は，ほとんどがdemoralizationの特徴とオーバーラップ[6]しています。

(4)希死念慮を伴う抑うつ

- 患者に抑うつが疑われる場合，希死念慮について確認しましょう。
- 希死念慮の存在に気づいたら，次の質問を続けましょう。

「飛び降りるためマンションの屋上へ行く，クローゼットで首を吊るなど，死ぬ方法を具体的に考えていましたか？」
「自殺するための道具は準備していましたか？」

- その際には，わかりやすく，明快に尋ねることが重要です。
- もし，患者が自殺の方法について考え，具体的な手段を用意していたら，患者の安全確保のため，早急に以下のことを行いましょう。

①病棟スタッフに周知する。
②ハサミやベルトなど危険物になりうる私物がないか確認し，見つけた場合は預かる。
③ナースコールはベッド柵に固定するか，コードの短いものに変更する。
④家族に状況を伝える(この場合，患者の同意は必須ではなく，守秘義務の原則は適応されない[3]が，なるべく患者の同意を得て行う)。
⑤精神科に相談する。

● 患者へは，次のことを伝えましょう。

「このつらさは治療やケアによって必ず和らぐ」
「つらさの軽減のため，しっかりサポートしていく」

● それでも「自殺したいくらいつらくなったときは,医療者に話してほしい」と告げましょう。

Point 介入を急ぎたい抑うつ－判断に迷うときは，精神科に相談しよう！

①自殺企図の既往
②内因性うつ病の可能性
③ADL の急激な低下
④自殺を具体的に計画している

4. 希死念慮を打ち明けない患者

・正直に言うと，症例の希死念慮に，私は長い間気づいていませんでした。
・かかわってきた 1 年以上もの間，私はいったい患者の何を見て，何を聞いてきたのか。
・患者はこう言いました。「死にたい気持ちについて聞かれなかったから言わなかった」,「最初からずっと死にたかった」のだと。

● がん患者の場合,「進行がん，予後不良，抑うつ・痛み・絶望感の存在，がん診断から 1 年以内」[4)]など,自殺の危険因子として挙げられています。
● 自殺リスクの高い患者層は確実に存在します。しかし，その人個人における希死念慮や自殺念慮は,本人に聞かないとわかりません。そこに「死にたい気持ち」を尋ねる意義があります。
● 先程まで明るく話していた患者に，希死念慮を尋ねた直後，ぽろぽろと涙を流して気持ちを語り始めるという経験を何度もしました。

Point **少なくとも,初診の患者や「何か様子がおかしい」と感じたときには,「死にたい気持ち」について尋ねましょう。**

- 「死にたい，いっそ終わりにしたいと思ったことはありますか？」という質問は，魔法の言葉です。それを投げかけたとたん，患者が必死に抱えてきた大きな苦しみが，患者 1 人のものから，医療者や家族とともに抱えていくものに変わります。
- 医療者は，希死念慮の告白から逃げることなく，その背景にある耐え難い苦痛は何か，理解しようと努力する姿勢を忘れてはなりません。

これさえできれば

- 希死念慮を告白されたら，患者の思いを傾聴する。
- 希死念慮の背景にある耐え難い苦痛についてアセスメントする。
- 速やかに症状の苦痛緩和をはかる。

文献

1）松本俊彦：もしも「死にたい」と言われたら　自殺リスクの評価と対応．中外医学社，2015.
2）明智龍男，ほか：がん患者の自殺・希死念慮へのアプローチ．臨精医 2004; 33: 681-691.
3）松本俊彦：「死にたい」に現場で向き合う　自殺予防の最前線．日本評論社，2021.
4）Chochinov HM: Depression in cancer patients. Lancet Oncol 2001; 2: 499-505.
5）大前　晋：日本独自の伝統的な「うつ病」概念のこれまでとこれから－軽症内因性うつ病からうつ病(DSM-5)へ－．精神経誌 2022; 124: 91-108.
6）玉田　有，ほか：慢性うつ病の臨床における demoralization 概念の重要性：患者を励ます時機と自殺への配慮．臨精医 2017; 46: 607-612.
7）Robinson S, et al: A Systematic Review of the Demoralization Syndrome in Individuals With Progressive Disease and Cancer: A Decade of Research. J Pain Symptom Manage 2015; 49: 595-610.
8）玉田　有：Demoralization とはどのような概念ですか？　Depress J 2019; 7: 22-23.
9）ショーン・C・シア 著，松本俊彦 監訳：自殺リスクの理解と対応「死にたい」気持ちにどう向き合うか．金剛出版，2012.

発達障害，どうする？

- 発達障害とは，**脳機能の先天的な発達の偏り**により，幼児期から行動面や認知面（物事のとらえ方や情報処理の仕方）に特徴があり，かつそれが社会適応の**障害**となっている状態を指します。
- **自閉スペクトラム症**（autism spectrum disorder；ASD）の有病率は1％，**注意欠陥多動性障害**（attention deficit hyperactivity disorder；ADHD）の有病率は2.5％といわれており，決して少なくありません。診断閾値下の人口はさらに多数とみられます（**図1**）。
- 身体治療の現場で問題となってくるのは，発達の偏りがありながらも診断に至らず，社会に適応して生活している診断閾値下の人々で，医療という非日常の状況で初めてなんらかの不適応を生じ，発達の偏りにスポットライトが当たるという人々と思われます。
- 発達障害の評価や対応は本来，時間と専門的技術を要するものなので，一般診療の範囲内で診断をつけるのは困難であるし，診断を付ける必要もありません（そもそも患者は身体疾患の治療のために病院を訪れており，発達障害の評価を求めているわけではありません）。
- 本項では「**発達障害を想定した対応**」にとどめて紹介します。
- 本項ではあえて発達障害という用語は使わず，**“発達特性（発達の偏り）が疑われる人々”**，といった表現を用います。
- 評価が難しい場合や，対応がうまくいかない場合は深追いせず，専門家へのコンサルトを検討します。

1．どうしますか（症例）

45歳男性（コミュニケーションの障害）

- 胸部異常陰影精査のため来院。CT上は両側肺内の多発結節，縦隔リンパ節腫脹を認め，切除不能の肺がんが疑われる所見であった。
- 担当医は“たちの悪い病気”が疑われ，“根治は難しいかもしれない”こと，生検を行ったのち全身化学療法を予定していることを，十分に言葉を選び，時間をかけて説明した。しかし，患者は淡々とした他人事のような態度で説明を聞いており，担当医は説明内容や事態の深刻さが伝わっているのか不安になった。

図1 実際に診断に至っているのはごく一部

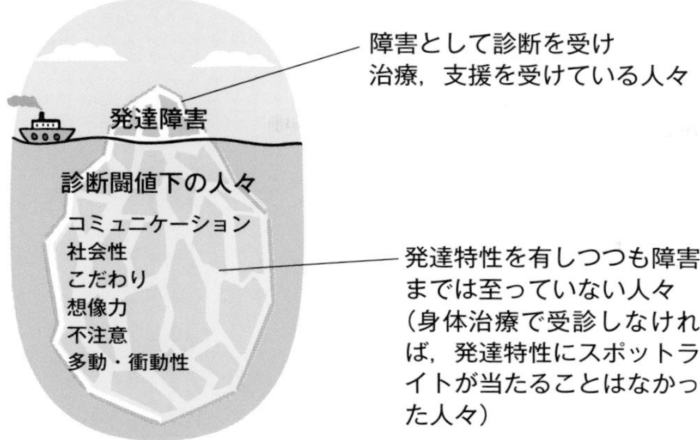

- 後に，治療直前になり，「がんと言われなかったから大丈夫だと思っていました」と語った。

60 歳男性（こだわり，予定の変更への弱さ）

- 胃がんの術前精査のために来院した。
- 急遽，心機能を評価する必要が生じたため，本来は予定されていなかった追加の採血検査，心エコー検査，循環器内科のコンサルトを受診当日に予約した。
- そのことを本人に伝えたところ，もともとの予約表とにらめっこしながら明らかに困惑している。検査の順序など口頭で丁寧に説明したが，行動に移せず，診察室の外で固まってしまっていた。

50 歳女性（不注意）

- 便潜血陽性と心窩部痛を主訴に来院した。
- 診察当初から椅子の上でもじもじしたり，キョロキョロ周りを見渡したりと落ち着かない（診察室の外の物音に頻繁に注意が逸れているようだった）。
- 上部消化管内視鏡の予約と，検査前夜からの絶食を指示したが，検査当日食事を食べて来院してしまった。
- 本人に絶食のことを確認すると「聞き漏らしたかもしれません」と。説明が伝わってなかったようだ。

2. 段取りはこの順で

①発達特性を疑う。
②せん妄，認知症，適応障害や心理反応(否認)を除外。
③発達特性を想定した方法でコミュニケーションを図ってみる。
④うまくいかないときは精神科コンサルトを検討。

❶ 発達特性を疑う

Point **“なんだか独特”，この感覚を大事にしましょう。その次に，その患者の特徴が発達特性，偏りで説明されうるかを考えます。**

- なんとなく表情や反応が掴みづらい，不自然に礼儀正しい，馴れ馴れしい，こちらの説明が響いている実感がもてない，何を考えているかわからない。せん妄や認知症というわけでも，知的な問題があるというわけでも，不安で頭がいっぱいというわけでもないのに，説明が伝わりづらい……。そういった“やりづらさ”や“独特さ”を直感的に感じる患者のなかには，もしかしたら「発達の偏り」が大きい人々がいるかもしれません。
- 言語的，非言語的コミュニケーションの独特さは，後述する発達障害の特徴の1つでもあり，発達特性の可能性を考える重要な手がかりです(**独特＝発達特性と1対1対応でとらえるのは禁物**ですが)。
- 以下にコミュニケーションの独特さを始めとした，発達の偏りをもつ人々のもつ特徴について紹介します。発達の偏りについて疑い，理解を深めるきっかけにしていただくとよいでしょう。

< ASD特性とその例>

ASDの特性	具体例
社会性・コミュニケーションの障害	・アイコンタクト，身振り，表情や，身体の向き，会話の抑揚など，非言語的なコミュニケーションが不自然(視線が合わない，合いすぎる，座る位置が遠すぎる，近すぎる，ナレーションのような抑揚のない話し方，過度に礼儀正しい，馴れ馴れしいなど)。 ・相手の言葉を字義どおりに受け取り，比喩や冗談，皮肉がわからない。 ・行間を読んだり，オブラートに包まれた表現を理解することができない。 ・暗黙の了解がわからない。 ・相手の非言語的なメッセージ(表情，仕草や口調)を汲めない。

想像力の障害	・病状や治療を説明されても，それが自分の体や生活にどのような影響を及ぼすか想像できず，表面的な理解で終わってしまう。 ・物事を全体として理解することが苦手。 ・展開を読んだり，見通しをつけることが苦手。 ・指示代名詞（あれ，それ）が何を指すかわからない。 ・「適当に」，「何かあれば～」など曖昧な表現が苦手。
こだわり	・自分のやり方・手順に固執してしまい，状況に合わせた対応が苦手。 ・状況が変化したり，想定外の事態が生じたりしたとき行動や考え方を修正することができない（強い不安に襲われたり，混乱したり，怒り出したりする）。 ・一方的に延々と話をする（自身の興味関心の内容など）。 ・医学上妥当でない方法にこだわったり，解釈に固辞したりする（こだわり，本人なりのペースと医療とが相容れない場合，クレームとして映ったり，わがままな患者として映ったりすることもある）。 ・説明が回りくどい，まとまりが悪い（情報の優先順位をつけ，要領よくまとめることが苦手）。

＜ASD 特性をもつ人々のその他の特徴＞

ASD の特性	例
視覚認知＞聴覚認知	聴覚情報よりも目から入った情報を記憶，理解したりすることが得意。
感覚過敏，もしくは鈍麻	聴覚，視覚，味覚，嗅覚の過敏さ，もしくは鈍麻。 ・音や臭いに過敏に反応。 ・痛みを過剰に訴える，もしくは症状，体調の変化に疎い。 ・偏食が強い。

＜ADHD 特性とその例＞

ADHD の特性	例
不注意	・気が散りやすい，1 つのことに集中する時間が短い。 ・時間の管理ができない。時間が守れない。
多動	・じっとしていることが難しい。 ・過度に饒舌，しゃべりすぎる。
衝動性	・相手が話し終えるのを待てずに話し出してしまう。 ・思いついたことをすぐに発言，行動に移してしまう。短絡的になりがち。 ・順番が待てず，イライラしやすい。

- 発達特性をもつ人々で上記の特徴がすべて現われるわけではなく，また，ASD と ADHD は合併することも多いです（**図2**）。
- また，後天的な学習，知的な能力によって発達特性が目立たないようカバーできることもあるため，臨床場面での表現型は非常に複雑です。

図2 ASDとADHDは合併することが多い

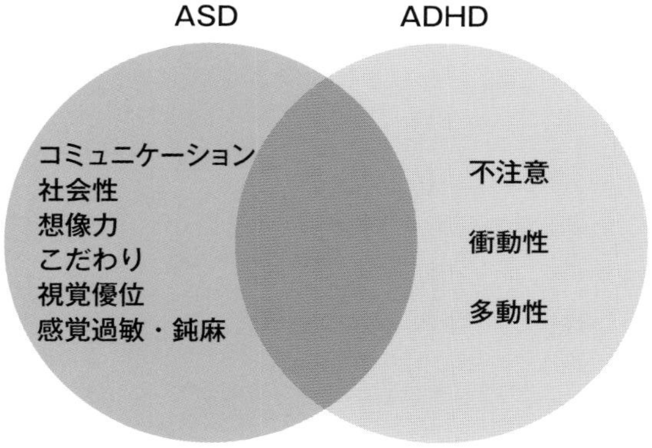

ASD　ADHD

コミュニケーション
社会性
想像力
こだわり
視覚優位
感覚過敏・鈍麻

不注意
衝動性
多動性

❷ せん妄，認知症，適応障害や心理反応（否認）を除外

Point
- **せん妄と認知症は除外しよう。**
- **発達特性と思った所見が時間や場所が変わっても持続しているか，複数の医療者の視点から評価しよう。**

- 認知症の初期症状がASD特性であるコミュニケーションの独特さ，こだわり，柔軟性の乏しさのようにみえることがあります。
- せん妄症状がASD特性のようにみえることもありますし，せん妄の注意障害や過活動症状がADHD特性にみえることもあります。
- 発達特性を疑う場合，除外しなければならない病態は多いのですが（精神発達遅滞，統合失調症，気分障害など），身体治療の現場で出現率が高い，**せん妄，認知症は最低限除外**するようにしましょう。
- 診察場面での単なる緊張，適応障害や心理反応（否認）が発達特性のようにみえる場合もあります。医師の前で緊張していても，他職種の前では振る舞い方が違うかもしれませんし，適応障害や否認によって理解が妨げられている場合は，時間経過が解決してくれる場合があります。複数のタイミング，視点で評価できるよう，**多職種間で情報共有しながら評価**するとよいでしょう。

❸ 発達特性を想定した方法でコミュニケーションを図ってみる

Point
- **どのような特性がコミュニケーションを阻んでいるか考える。**
- **発達特性を想定したコミュニケーションを行う。**
- **面談後は理解，認識内容を確認し，補足・修正を図る。**

- まず，発達特性が疑われる患者に指示がうまく伝わらない，説明内容が伝わらない場合，患者・医療者間に何が起きているかを考えてみましょう。

< ASD 特性が疑われる患者の場合>

- ・曖昧，抽象的な表現が理解できていない。
- ・指示代名詞の指す内容が理解できていない。
- ・話をまとめながら聞けず，情報の羅列に圧倒されてしまっている。
- ・全体の流れのなかのどの部分を話しているかわからず，話のなかで迷子になってしまっている。
- ・重要でない部分に気が取られて（こだわって）しまい，話から脱線してしまっている。
- ・予定の変更についていけず，混乱してしまっている。

< ADHD 特性が疑われる患者の場合>

- ・診察室内の刺激（音やレイアウト）に気が散って，説明に集中できていない。
- ・説明の途中で集中力が途切れてしまっている。
- ・気になるとすぐに発言，行動してしまい，集中が途切れてしまっている。

- 発達特性が疑われる場合，以下の点を意識するとよいでしょう。

< ASD 特性が疑われる場合>

- ・説明前に，話す内容や流れを提示する（目次のように整理するとよい）。
- ・表現は具体的に，比喩表現は控える（曖昧な表現だとイメージしづらいため）。
- ・当然と思われることも丁寧に説明する（行間を読むことが苦手なため）。

・紙に書いて，視覚的に提示する(視覚認知>聴覚認知のため)。
・箇条書きなどで簡潔に提示する(説明を丁寧に時間をかけてするほど，患者側は重要なポイントがどこか理解しにくく，混乱したりする。重要な点は強調して伝えるとよい)。
・治療の流れ，全体像がつかみやすいよう，図やフローチャートなどを用いる。
・選択肢が複数ある場合，要点を比較しやすいよう，表などで整理する。

< ADHD 特性が疑われる場合>

・静かな場所を用意する。
・視線，態度などに注意を向け，集中が途切れていると思われるときは名前を呼ぶなどして説明に注意を戻す。
・長い説明だと集中力を保つのが難しくなるため，要点を整理して簡潔に示す。
・ASD 特性を疑う場合の視覚的に提示する方法は，ADHD 特性を疑う場合も有効である。

- 伝え方も重要ですが，患者に**どのように理解されたか**を確認することも重要なポイントです(適切に伝えたつもりでも，まったく重要でないことに関心が向いていたり，整理できていなかったり，患者なりの解釈が入ってしまったりするかもしれません)。
- **「これからの治療を安全に進めるために重要ですので，先ほど説明した内容をどのように理解されたかを教えていただけますか」**など質問の意図を具体的にして伝えると，自然に聞けるし，回答しやすいでしょう(看護師など他職種から確認してもらうのもよいでしょう)。
- 正確に理解できているかだけでなく，**自分の事として認識，イメージできているか**も重要です(病気や治療によって，生活，仕事など，どのように影響を受けるか，など)。
- 理解・認識を確認することで，患者の情報のとらえ方の癖，特性を把握することができ，その後の対応方法の改善につなげことができます。

❹ うまくいかないときは精神科コンサルトを検討

- 前述のように，患者が発達特性をもっていたとしても，前述の特徴がすべて揃うわけではなく，表現系は十人十色，千差万別です。
- さらに実際の臨床場面では認知機能低下の影響やせん妄，身体症状の影響など，他因子が混在することも多く，評価，対応に難渋することもしばしばです。
- 発達の偏りに関する評価が，医療者と患者間のコミュニケーションを改善し，医療をスムーズに進めるために機能すればよいのですが，見立てが独り歩きしてレッテル貼りのようになるのは避けるべきです。「あの人は発達障害だからいうことを聞かない」など，患者がネガティブな感情の的になったり，医療者患者間の溝がかえって深まったりしないように，注意して評価する必要があります。

これさえできれば

- 診断をつけようとしない（レッテル貼りに陥らないように！）。

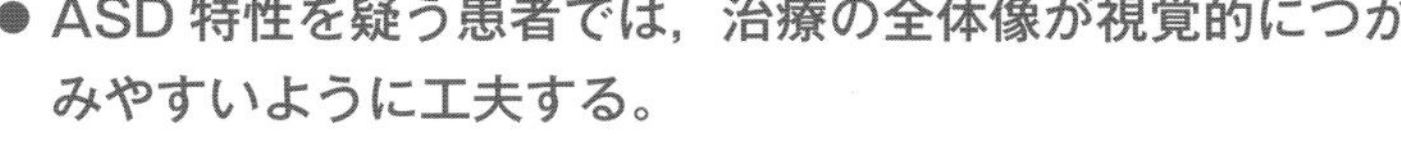

- ASD 特性を疑う患者では，治療の全体像が視覚的につかみやすいように工夫する。
- ADHD 特性を疑う患者では，注意が散りにくい環境を工夫する。
- 説明後は理解内容を確認して，補足・訂正する。
- うまくいかないときは，精神科コンサルトを検討しよう。

文献

1）日本精神神経学会 監修：DSM-5 精神疾患の診断・統計マニュアル，第 5 版．医学書院，2014.

II

精神科の薬の概略を掴む

抗精神病薬ってどんな薬？

- 抗精神病薬は，統合失調症を治療ターゲットとして開発された薬ですが，うつ病，双極性障害，せん妄，認知症，自閉症などのほか，嘔気・嘔吐や吃逆（しゃっくり）など，幅広い疾患や症状に対して用いられています。
- 定型抗精神病薬と非定型精神病薬に大別されますが，統合失調症ではまず非定型抗精神病薬の単剤から開始し，十分量を十分期間投与して，効果がみられない場合，ほかの薬剤に変更します。
- 精神科医以外の医師が特に知っておくべきこととして，せん妄に対してよく用いられる抗精神病薬の薬理作用や使用上の注意点などを押さえておきましょう。

1．どんな疾患・症状に処方されるのか？

- 抗精神病薬は，“**精神病**に**抗**（あらが）う”と表記されるため，「統合失調症に特化した薬」とよく誤解されます。実際，医療者が抗精神病薬を内服している患者に遭遇した際，「統合失調症なのだろう」と安易に考えてしまいがちです。
- 確かに，抗精神病薬は統合失調症を治療ターゲットとして開発されてきた歴史があり，そのように誤解されるのも決して無理はありません。ただし，統合失調症以外にも，実は**うつ病，双極性障害，せん妄，認知症，自閉症などのほか，嘔気・嘔吐や吃逆（しゃっくり）など**，幅広い疾患や症状に対して用いられています（**表1**）。
- はじめに，各抗精神病薬が実際にどのような疾患や症状に対して用いられるかについて，具体的に整理しておきましょう。

❶ 統合失調症

- 統合失調症の薬物療法では，主に抗精神病薬を用います。1950年代，クロルプロマジン（コントミン®，ウインタミン®）が最初に発見され，それ以降，さまざまな抗精神病薬が開発されてきました。
- 抗精神病薬は，定型抗精神病薬と非定型精神病薬に大別されます。

表1 主な抗精神病薬の分類と効果・効能

分類		薬剤名(商品名)	添付文書における効果・効能
定型	ブチロフェノン系	ハロペリドール(セレネース®)	統合失調症，躁病
	フェノチアジン系	クロルプロマジン(コントミン®，ウインタミン®)	統合失調症，躁病，神経症における不安・緊張・抑うつ，悪心・嘔吐，吃逆など
		レボメプロマジン(ヒルナミン®)	統合失調症，躁病，うつ病における不安・緊張
非定型	SDA(セロトニン・ドパミン受容体拮抗薬)	リスペリドン(リスパダール®)	統合失調症，小児期の自閉スペクトラム症に伴う易刺激性
		ペロスピロン(ルーラン®)	統合失調症
		ブロナンセリン(ロナセン®，ロナセン®テープ)	統合失調症
		パリペリドン(インヴェガ®)	統合失調症
		ルラシドン(ラツーダ®)	統合失調症，双極性障害におけるうつ症状の改善
	MARTA(多元受容体作用抗精神病薬)	オランザピン(ジプレキサ®)	統合失調症，双極性障害における躁症状及びうつ症状の改善，抗悪性腫瘍剤(シスプラチン等)投与に伴う消化器症状(悪心，嘔吐)
		クエチアピン(セロクエル®)	統合失調症
		クエチアピン徐放錠(ビプレッソ®徐放錠)	双極性障害におけるうつ症状の改善
		アセナピン(シクレスト®)	統合失調症
		クロザピン(クロザリル®)	治療抵抗性統合失調症
	DPA(ドパミン受容体部分作動薬)	アリピプラゾール(エビリファイ®)	統合失調症，双極性障害における躁症状の改善，うつ病・うつ状態(既存治療で十分な効果が認められない場合に限る)，小児期の自閉スペクトラム症に伴う易刺激性
		ブレクスピプラゾール(レキサルティ®)	統合失調症

(1)定型抗精神病薬

- 古い時代に開発された抗精神病薬のことで，主にドパミン D_2 受容体遮断作用によって薬理効果を発揮します。
- なかでも，幻覚・妄想に効果があるグループは「ブチロフェノン系」とよばれており，ハロペリドール(セレネース®)がその代表です。
- また，鎮静効果が強いグループは「フェノチアジン系」で，クロルプロマジンやレボメプロマジン(ヒルナミン®)などがよく知られています。

- ただし，ハロペリドールは錐体外路症状（パーキンソニズムやアカシジア）がみられやすく，またクロルプロマジンやレボメプロマジンは過鎮静や血圧低下をきたすなど，定型抗精神病薬はその副作用の多さが従来から問題となっていました。

参考 錐体外路症状（extrapyramidal symptoms；EPS）とは

- 一般に，抗精神病薬はドパミン D_2 受容体遮断作用をもっており，中脳辺縁系のドパミン D_2 受容体をブロックすることによって薬理作用を発揮します。
- ただし，脳内には中脳辺縁系のほか，中脳皮質系，黒質線条体系，漏斗下垂体系という4つのドパミン神経経路があります。このうち，黒質線条体系のドパミン D_2 受容体が遮断されることでパーキンソン病類似の病態を作り出し，**表2**のような錐体外路症状を引き起こすと考えられます。

表2 錐体外路症状の種類と特徴

副作用	主な特徴
パーキンソニズム（パーキンソン症状）	振戦，筋強剛，動作緩慢，歩行障害など ・服薬開始後，数日から数週間で生じる ・薬剤性では左右差が少ない ・転倒や誤嚥性肺炎につながる
アカシジア（静坐不能症）	足踏みや「ソワソワ」「イライラ」「じっとできない」など ・服薬開始後，数週間でみられることが多い ・焦燥感を伴うため，精神症状の悪化と間違えられやすい
急性ジストニア	眼球上転や開口障害，斜頸など ・服薬開始後，半数が48時間以内に出現する ・抗コリン薬のビペリデン（アキネトン®）が有効である
遅発性ジスキネジア	口をモグモグさせる，舌の突出など ・服薬開始後，数カ月や数年経過してから生じる

(2) 非定型抗精神病薬

- 副作用の多い定型抗精神病薬に対して，新しく登場したのが非定型抗精神病薬です。非定型抗精神病薬は，ドパミン D_2 受容体の遮断作用だけでなく，セロトニン $5\text{-}HT_{2A}$ 受容体遮断作用が付加されたことによって，錐体外路症状が少なくなっています。
- 非定型抗精神病薬は，定型抗精神病薬と同程度の抗精神病作用をもちながらも錐体外路症状が少ないため，現在では統合失調症に対する第一選択薬となっています。

- ただし，非定型抗精神病薬は，定型抗精神病薬には少なかった耐糖能異常，脂質代謝異常，体重増加などの副作用に注意が必要です。

参考 **なぜ，セロトニン $5\text{-}HT_{2A}$ 受容体遮断作用が錐体外路症状を軽減するのでしょうか？**

- **定型抗精神病薬を投与すると，黒質線条体系においてドパミン D_2 受容体が遮断されるため，錐体外路症状をきたしやすくなります。**
- **もともと黒質線条体系では，セロトニンによってドパミンの遊離にブレーキがかかっています。非定型抗精神病薬にはセロトニン $5\text{-}HT_{2A}$ 受容体遮断作用があり，それによってドパミンの遊離抑制が解除されることでドパミン量が増えるため，定型抗精神病薬に比べて錐体外路症状が少なくなっているのです。**

(3)統合失調症に対する薬物療法

- 統合失調症に対する薬物療法では，かつては定型抗精神病薬の多剤併用・大量投与が主流でした。そのため，高齢の統合失調症患者では，今でも複数の定型抗精神病薬を大量に内服していることがあります。
- ただし，近年の統合失調症に対する薬物療法は，非定型抗精神病薬を単剤で開始するのが原則です。
- 十分量を十分期間投与したうえで評価を行い，効果がみられない場合は，ほかの薬剤に変更します。
- なお，クロザピンは治療抵抗性統合失調症に対して唯一効果をみとめますが，無顆粒球症などの重篤な副作用が出現する可能性があります。そのため，初回投与は入院管理下で行うほか，定期的な血液検査が義務づけられています。

❷ うつ病

- うつ病の薬物療法では，抗うつ薬が第一選択薬です。
- ただし，抗うつ薬を十分量・十分期間投与しても効果がみられない場合，ほかの抗うつ薬への変更を検討します。
- また，抗うつ薬だけで効果が不十分な患者に対して，非定型抗精神病薬を併用することで抗うつ薬の有効性が高まることが知られており，「増強療法」とよばれています。
- 具体的には，アリピプラゾールやクエチアピンなどを併用することがあります。

❸ 双極性障害

- 双極性障害には,「躁状態」と「うつ状態」という２つの病相があります。
- 躁状態の薬物療法では，従来から気分安定薬である炭酸リチウム（リーマス®）やバルプロ酸（デパケン®）が投与されてきました。
- 近年，双極性障害の躁状態およびうつ状態に対する抗精神病薬の有効性が明らかとなっており，国内外のガイドラインで推奨されています。具体的には，オランザピンやアリピプラゾールなどを用います。
- すでに述べたように，うつ病の薬物療法では主に抗うつ薬を用いますが，双極性障害でみられるうつ状態に対して抗うつ薬を投与しても，十分な効果は期待できません。そればかりか，逆に躁転する可能性もあるため，原則として抗うつ薬は選択されません。実臨床では，気分安定薬や抗精神病薬が用いられ，クエチアピンやオランザピン，ルラシドンなどを選択します。

❹ せん妄

- せん妄の改善には，その原因を取り除くことが必須です。例えば，肺炎が引き起こしたせん妄であれば抗菌薬による治療が必要ですし，低ナトリウム血症によるせん妄の場合はナトリウムの補正が求められます。
- ただし，抗菌薬によって肺炎が治り，ナトリウム値が正常化するには，いずれも一定の日数が必要です。その間，興奮などの症状が続いたままだと，ライン類の自己抜去や転倒による骨折など，入院治療に大きな支障をきたすことになります。
- そこで，せん妄の症状をマネジメントする目的で，薬物療法を行います。せん妄の薬物療法では，主に抗精神病薬を用います。この理由は，せん妄患者の脳内ではドパミン神経系の亢進がみられ，臨床症状として不眠，興奮，幻覚・妄想などの精神症状をみとめるためです。
- ただし，**せん妄における薬物療法はあくまでも「対症療法」**です。繰り返しになりますが，せん妄に対する根本的な治療は，その直接的な原因を取り除くことにほかなりません。まずはこのことを十分念頭に置き，せん妄の患者に対して抗精神病薬を漫然と出し続けることがないように十分注意しましょう。
- せん妄に保険適用を有する抗精神病薬は，チアプリド（グラマリール®）1剤のみです。ただし，そのチアプリドも添付文書では「脳梗塞後遺症に伴う攻撃的行為，精神興奮，徘徊，せん妄の改善」と記載されており，正確にはすべてのせん妄をターゲットにしていません。また，実際にはほとんどの病院でクエチアピンやリスペリドン，ハロペリドールなど，せん妄に保険適用をもたない抗精神病薬が頻用されています。

- このような実情を受け，2011 年に厚生労働省から，**クエチアピン，リスペリドン，ハロペリドール，そしてペロスピロンの 4 剤について，「器質的疾患に伴うせん妄・精神運動興奮・易怒性に対して処方した場合，当該使用事例を審査上認める」**旨の通知が出されました。
- ただし，適応外使用であることに変わりはないため，できるだけ十分な説明を行い，患者や家族から同意を得ることが**望ましい**といえるでしょう。

❺ 認知症

- 認知症では，幻覚・妄想，易怒性，興奮，徘徊などの行動・心理症状(behavioral and psychological symptoms of dementia；BPSD)がみられるため，それに対して抗精神病薬を投与することがあります。
- ただし，BPSD は環境変化や周囲の対応への不適応と考えられ，また背景に痛みや便秘など身体症状が隠れている場合も多いため，対症療法としての薬物療法のみに終始しないことが重要です。
- 2005 年，米国食品医薬品局(Food and Drug Administration；FDA)は，「高齢認知症患者の BPSD に対して非定型抗精神病薬が投与すると，プラセボに比べて死亡率が 1.6 ～ 1.7 倍高くなる」と注意喚起しました。また，わが国における『高齢者の安全な薬物療法ガイドライン 2015』[1)]でも，特に慎重な投与を要する薬物のリストとして，「認知症に投与される抗精神病薬」が挙げられています。つまり，定型抗精神病薬の使用をできるだけ控え，非定型抗精神病薬であっても必要最小限の使用にとどめることが求められており，**BPSD へのアプローチの第一選択は非薬物療法**と考えられます。

❻ 嘔気・嘔吐

- がん患者では，抗がん剤などが脳内の化学受容器引金帯(chemoreceptor trigger zone；CTZ)を刺激し，それが延髄の嘔吐中枢に伝わることによって嘔気・嘔吐が出現します。
- CTZ には，ドパミン D_2 受容体のほか，ヒスタミンやセロトニンなど多種類の受容体が存在しています。そこで，これらの受容体への遮断作用をもつ抗精神病薬が，がん患者の嘔気・嘔吐に対してよく用いられています。
- 定型抗精神病薬のなかでは，特にハロペリドールやプロクロルペラジン(ノバミン®)が選択されます。ハロペリドールは静脈内注射や筋肉内注射が可能で，プロクロルペラジンも筋注用製剤があるため，嘔気・嘔吐が強く内服が難しい患者にも有用です。ただし，いずれも定型抗精神病薬であり，錐体外路症状の副作用が懸念されるため，十分注意が必要です。

- 非定型抗精神病薬では，オランザピンがよく用いられます。オランザピンはドパミン D_2 受容体のほか，嘔気・嘔吐に関連する多くの受容体への遮断作用をもつため，その有効性がみとめられています。また，オランザピンには口腔内崩壊錠があるため，内服困難な患者の場合も比較的投与しやすいというメリットがあります。
- 2017 年にオランザピンの添付文書が改訂され，効能・効果に「抗悪性腫瘍剤（シスプラチン等）投与に伴う消化器症状（悪心・嘔吐）」が追記されました。ただし，**副作用を十分考慮し，投与量は必要最小限にとどめ，漫然とした長期投与を避けるようにしましょう。**

2. ぜひ知っておきたい抗精神病薬とは？

- 精神科医は，統合失調症に対してあらゆる抗精神病薬を処方する可能性があるため，各抗精神病薬の薬理作用や適応疾患，薬剤選択，効果・副作用などについて，網羅的に詳しく知っておく必要があります。
- それに対して，精神科医以外の医師が抗精神病薬を処方する場面は，認知症の BPSD か，その多くはせん妄と考えられます。したがって，ここではせん妄に対してよく用いられる，厚生労働省が示した 4 つの抗精神病薬（ハロペリドール，リスペリドン，クエチアピン，ペロスピロン）について，その薬理作用や使用上の注意点などを解説します。
- なお，各薬剤の具体的な使い方については，別項をご参照ください。

❶ ハロペリドール

- ハロペリドールは，この 4 つのなかで，唯一の定型抗精神病薬です。錐体外路症状などの副作用をきたしやすいため，現在では内服薬はほとんど使われていません。
- ただし，せん妄の患者は，周術期やイレウス，嚥下困難などで内服薬を投与できない場合があります。また，身体的な問題はなくても，せん妄によって強い拒薬がみられることもあります。ハロペリドールには**注射薬があるため，これらのケースに有用**と考えられます。
- ハロペリドールは，ドパミン D_2 受容体遮断作用が強いため，主に幻覚・妄想に対して効果を発揮します。その一方，**鎮静作用は比較的弱く，**また**増量しても十分な鎮静効果は期待できないことが多いため，安易な増量を避ける必要があります。**

注意 ビペリデン(アキネトン®)の併用

- 精神科医は，精神運動興奮をみとめる統合失調症の患者にハロペリドールを筋肉内注射する際，錐体外路症状を予防する目的で，慣習的にビペリデン(アキネトン®)を併用することがあります。
- 精神科をローテートした際にこの手法を知った初期研修医が，せん妄の患者に対して，同じようにハロペリドールとビペリデンを併用するケースが散見されます。
- ビペリデンは抗コリン薬であり，せん妄を惹起・悪化させる可能性があるため，この場合併用すべきではありません。

- なお，ハロペリドールは，筋肉内注射に比べて静脈内注射のほうが錐体外路症状は少ないとされています[2)]。
- また，パーキンソン病，重症心不全，レビー小体型認知症に禁忌となっているため，十分注意しておきましょう。

❷リスペリドン

- リスペリドンは，セロトニン・ドパミン受容体拮抗薬(serotonin dopamine antagonist；SDA)とよばれる非定型抗精神病薬です。
- ドパミン D_2 受容体をブロックするだけでなく，セロトニン $5\text{-}HT_{2A}$ 受容体遮断作用をもつため，定型抗精神病薬に比べて副作用が少ないのが特徴です。
- 幻覚・妄想に対する効果は強いものの，鎮静作用は比較的弱いと考えられます。
- 非定型抗精神病薬のなかでは比較的錐体外路症状や高プロラクチン血症がみられやすく，特にアカシジアをきたすことが多いため，十分注意しておきましょう。
- リスペリドンは錠剤のほか，OD 錠や細粒，液剤など 4 つの剤型があり，身体状態やせん妄の重症度などに応じて使い分けが可能です。
- 特に，液剤は口腔内でも一部吸収され，血中濃度が速やかに上昇することから，頓用として大きなメリットがあります。ただし，茶葉抽出飲料(紅茶，ウーロン茶，日本茶など)に混合すると効果が減弱するため，投与の際には十分注意が必要です。
- そのほか，リスペリドンは活性代謝産物が効果を発揮しますが，腎排泄となっているため，腎機能障害をみとめる場合は少量から開始するのがよいでしょう。

❸ クエチアピン

- クエチアピンは，多元受容体作用抗精神病薬(multi-acting receptor targeted antipsychotics；MARTA)とよばれる非定型抗精神病薬です。
- ドパミン D_2 受容体遮断作用だけでなく，セロトニン $5\text{-}HT_{2A}$ 受容体やヒスタミン H_1 受容体など，多くの受容体に対する遮断作用があるため，多様な薬理学的効果を発揮します。
- なかでも，ヒスタミン H_1 受容体への強力な遮断作用をもち，**強い鎮静効果が得られるため，興奮が顕著なせん妄に有効**です。
- 半減期が短いため，翌日の持ち越しが避けられるのも大きなメリットと考えられます。
- 非定型抗精神病薬のなかでも，クエチアピンは特にドパミン D_2 受容体遮断作用が弱いため，パーキンソン病の患者のせん妄に有用です[3)]。
- レビー小体型認知症ではパーキンソニズムがみられることがあり，抗精神病薬に対する過敏性をみとめるため，ハロペリドールなど一部の抗精神病薬は投与禁忌になっています。クエチアピンは，レビー小体型認知症への投与が禁忌とされておらず，実際に副作用も少ないため，きわめて有用性が高いと考えられます。
- ただし，市販後に行われた副作用調査で，クエチアピンとの因果関係が否定できない高血糖，糖尿病性ケトアシドーシス，糖尿病性昏睡の13症例(うち死亡1例)をみとめたことから，**糖尿病およびその既往歴のある患者への投与が禁忌**となっています。十分注意しておきましょう。

❹ ペロスピロン

- ペロスピロンは，リスペリドンと同じくSDAに属する非定型抗精神病薬です。
- ドパミン D_2 受容体遮断作用とセロトニン $5\text{-}HT_{2A}$ 受容体遮断作用を併せ持ち，定型抗精神病薬に比べて錐体外路症状などの副作用が少ないという特徴があります。
- 幻覚・妄想に対する効果が強く，また抗コリン作用が少ないため，せん妄に対して有効と考えられます。
- そのほか，リスペリドンに比べて鎮静効果が弱く，半減期も短いため，**過鎮静を避けたいケースに有用**です。
- ここで解説した4つの抗精神病薬のなかで，ペロスピロンのせん妄に対する使用頻度は最も少ないと考えられます。ペロスピロンはわが国で開発された抗精神病薬のため，海外を含めてせん妄への有効性を示す研究は少なく，今後さらなるエビデンスの蓄積が求められます。

- 抗精神病薬が実際にどのような疾患や症状に対して用いられるかを知っておこう！
- せん妄に対してよく用いられる，ハロペリドール，リスペリドン，クエチアピン，ペロスピロンについて，その薬理作用や使用上の注意点などを理解しておこう！

文献

1）日本老年医学会 / 日本医療研究開発機構研究費・高齢者の薬物治療の安全性に関する研究研究班 編：高齢者の安全な薬物療法ガイドライン 2015. メジカルビュー社，2015.
2）Menza MA, et al: Decreased extrapyramidal symptoms with intravenous haloperidol. J Clin Psychiatry 1987; 48: 278-280.
3）Ebersbach G, et al: Management of delirium in Parkinson's disease. J Neural Transm (Vienna) 2019; 126: 905-912.

抗うつ薬ってどんな薬？

- SSRI，SNRI が現在の主流の抗うつ薬ですが，それ以外にも種類はあり，用途はさまざまです。
- 精神科領域ではうつ病・うつ状態以外に，社交不安障害（パロキセチン，エスシタロプラム），パニック障害（パロキセチン，セルトラリン），強迫性障害（パロキセチン，フルボキサミン），心的外傷後ストレス障害（PTSD）（パロキセチン，セルトラリン）に適応があります。
- 身体疾患への適応も認められており，三環系抗うつ薬であるクロミプラミン，イミプラミンは夜尿症に，デュロキセチンが糖尿病性神経障害，線維筋痛症，慢性腰痛症，変形性関節症の疼痛に適応があります。
- 適応外使用で保険適用が認められているものに，アミトリプチリンの片頭痛，イミプラミンの慢性疼痛，アモキサピンの逆行性射精症などがあります。
- **不眠症やせん妄に対するトラゾドン，ミアンセリンの使用は適応外であり，保険適用も認められていませんが広く知られている**ため処方意図を理解しておく必要があります。
- 抗うつ薬は継続して内服することで効果があり，急激な中断は効果がなくなるだけでなく，離脱症状（中断症候群）を招きます。

1．どうしますか（78歳，女性）

- 20 年前に結腸がんで開腹手術の既往のある一人暮らしの患者。腹痛が続いており，我慢していたが吐物を嘔吐。マンションの管理人を呼び，救急搬送された。頭部 CT では急性期病変を認めなかった。WBC 高値，CRP 高値を認めた。腹部膨満あり，腹部 X 線撮影にてイレウス像を認めたため，入院となった。
- 内服薬：アモキサピン 50 mg，エスシタロプラム 10 mg，ロフラゼプ酸エチル 1 mg，バルサルタン 40 mg，アゾセミド 30 mg。
- 既往歴：結腸がん，ラクナ梗塞，高血圧，うつ病。
- 抗うつ薬が 2 剤併用，ベンゾジアゼピン（benzodiazepine；BZ）系薬剤も併用されており，本人に尋ねるも「息子を出産したことからノイローゼで薬をもらっていた」，「詳しいことはわからない」と言うのみであった。
- かかりつけ医からの紹介状を取り寄せたが，明確な抗うつ薬の投与理由の記載がなく，「多剤併用となっており，申し訳ございません」と書かれていた。

2. 抗うつ薬は何のために処方されているのか？

- そもそも，抗うつ薬は「なぜこの薬が」，「いったいなんのために」，「いつから」出ているのか，かかりつけ医からの診療情報提供書を見ないとよくわからないことがあります。うつ病や不安障害に投薬されていたとしても，処方意図を図りかねるケースが時折みられます。
- 症例のように過去の投薬をそのまま年単位で維持療法を行っているケース以外にも，**軽躁状態が疑われる症状が過去に認められていたにもかかわらず，抗うつ薬だけが継続して処方**されているケースなどがあります。
- 従って，抗うつ薬を内服している患者が入院した際は，「その薬が何のために処方されているのか(処方が適正かどうか)」，「いつから処方されているのか(過去には必要であったかもしれないが今必要な維持療法かどうか)」，「今の患者の身体状況に合っているのか(例えば加齢に伴い腎機能低下や心機能低下が起こり，忍容性が低下していないか)」，「副作用が出ていないか(ほかの抗うつ薬などに変えることで，副作用の軽減が期待できるか)」などの評価を行うことも，ときに必要です。
- 明確にうつ病などの維持療法であることが確認されるケースは，そもそも患者は薬が変更されることに不安も感じるでしょうし，原則入院中は継続する必要があります。うつ病患者でプライマリーケア医が維持療法中の抗うつ薬を，維持群と中止群に分けた無作為試験では，1 年後の再発率に 2 倍の差があるという結果が出ています[1)]。
- 手術や処置で内服困難となる場合は，離脱症状が予測されるため，可能であれば精神科にコンサルトを行っておく必要があります。

注意 ▶ **抗うつ薬の再開の際に注意すべきこと**

- **抗うつ薬の初回導入時と同じで，開始後 2 日～ 1 週間で便秘，下痢，吐き気といった消化器症状が 20%以上と高い頻度で起こります。**
- **内服を続けると改善すること，減量や中止，ほかの抗うつ薬に変更ができることを，事前に説明しておくとよいでしょう。**

参考 ▶ **離脱症状（中断症候群）**

- **1 カ月以上服用した抗うつ薬の急激な中止によって，3 ～ 5 日以内に生じる症状をいいます。不眠や吐き気，頭痛，めまい，不安などが現れます。セロトニン再取り込み阻害作用が強く，半減期の短い薬剤で生じます。**

・パロキセチン(パキシル®)，ベンラファキシン(イフェクサー®)，デュロキセチン(サインバルタ®)で多いとする報告があります。
・ボルチオキセチン(トリンテリックス®)は起こりにくいとされています[2)]。そのボルチオキセチンでは離脱症状は3%に認められ，投与中止後3～10日間続いたという報告があります。情緒不安定，過敏性，気分の突然の悪化などが認められました。ほかの抗うつ薬に変更した場合を除き，偶発的・計画的にかかわらず中止した場合発現率が有意に高く，自己中断した場合はさらに高くなり，投与量や中止の仕方は関連がなかったとされています[3)]。

- 事前に抗うつ薬を手術や処置で中止すること，症状が起こりうることを医師が説明することには，大きな意味があります。
- しかし，手術などで内服ができないケースに，事前に抗うつ薬を減量することは，手術への不安もあり，実際は難しいです。点滴製剤は三環系抗うつ薬クロミプラミンしかなく，内服している患者は少ないため周術期に変更してまで副作用の多い三環系抗うつ薬を投薬する必要性は低いです。
- 海外を含め，抗うつ薬の中止のためのガイドラインのほとんどは，抗うつ薬の漸減を推奨していますが，離脱症状の管理方法に関する指針を提供しているものはありません[4)]。
- 周術期を含め内服が中断する際は，事前にいつぐらいからどのような離脱症状に伴う副作用が起こるのか，説明しておきましょう。

Point 離脱症状に伴う副作用

- 多くの症状は軽度で1週間程度で治まることが多いですが不安が強い人に離脱症状が出現すると，さらに不安になるため，ヒスタミン受容体遮断薬であるヒドロキシジンの点滴や，BZ系受容体作動薬であるジアゼパムの点滴も考慮します。
- BZ系受容体作動薬の点滴は呼吸抑制に注意しながら拮抗薬フルマゼニルを準備したうえで使用し，モニターを装着して呼吸状態を必ず観察しましょう。
- 内服再開後，速やかに抗うつ薬を再開する対応が望ましいです。
- 適応外使用にはなりますが，内服困難でも投与可能な抗精神病薬，アセナピン舌下錠，ブロナンセリンテープ，ハロペリドール点滴などの対処療法も可能です。ただし，抗精神病薬はアカシジアなどのパーキンソン症状を起こしうるため，注意は必要です。

処方例

①ヒドロキシジン（アタラックス®P） 25 mg 1A ＋生理食塩水 50mL 30 分 不安時 1 日 2 回可

②ジアゼパム（セルシン®，ホリゾン®） 10 mg 0.5A ＋生理食塩水 100 mL 30 分以上かけて 不安時 落ち着いたらストップ 再開可

③アセナピン（シクレスト®） 舌下錠 5 mg 1 錠 不安時 1 日 2 回可（保険適用外）

④ブロナンセリン（ロナセン®） テープ 40 mg 1 枚 1 日 1 回（保険適用外）

⑤ハロペリドール（セレネース®） 5 mg 0.5A ＋生理食塩水 50 mL 点滴 30 分 不安時 1 日 2 回可

参考 セロトニン症候群

- 神経・筋症状（腱反射亢進，ミオクローヌス，筋強剛），自律神経症状（発熱，頻脈，発汗，振戦，下痢，皮膚紅潮），精神症状（不安，焦燥，錯乱，軽躁）など，多彩な症状がみられます。

- 過量服薬後の抗うつ薬内服再開は慎重に考えるべきであり，可能であれば精神科コンサルトを行い，精神状態の評価を仰ぎましょう。

注意 過量服薬後の抗うつ薬再開には，より深い配慮を

- 抗うつ薬の開始に伴い，衝動性や攻撃性がみられ，過量服薬など自殺企図することがあります。これを，アクチベーション症候群といいます。
- 三環系抗うつ薬は過量服薬すると心毒性があり，拮抗薬がないので注意が必要です。
- これに対し，SSRI や SNRI といった抗うつ薬は過量服薬しても心毒性はほとんどなく，抗コリン作用も少ないとされますが，セロトニン症候群に注意する必要があります。
- 悪性症候群と異なり検査結果も特異的でなく，比較的予後は良好です。

- 抗うつ薬中止による中断症候群も心配ですが，再企図の危険性を十分に検討し，抗うつ薬が本当に必要か判断する必要があります。コンサルトが難しい場合は，処方医に相談するのもよいでしょう。

3. 抗うつ薬の種類分け

- 抗うつ薬はSSRI，SNRI，NaSSA，三環系，四環系などがあります。

❶ 選択的セロトニン再取り込み阻害薬（selective serotonin reuptake inhibitor；SSRI）

- 現在の主流な抗うつ薬です。
- セロトニン再取り込み阻害作用をもち，脳内でセロトニンの効果を増強します。
- **内服初期の1週間ほどは吐き気，便秘，下痢といった消化器症状を認めます**が，飲み続けることで消失します。
- 抗うつ効果，抗不安効果に優れていますが，効果発現まで2～4週間以上要することがあります。
- 歴史の古い順にフルボキサミン，パロキセチン，セルトラリン，エスシタロプラムがあります。
- SSRIにセロトニン受容体調節作用が加わった新しいタイプの抗うつ薬として，ボルチオキセチンがあります。

参考 COVID-19の重症化を防ぐ抗うつ薬？！

- フルボキサミンは，COVID-19の重症化抑制効果を示唆する臨床試験があります。
- COVID-19の初期に服用した参加者ではCOVID-19に関連した死亡リスクが約90%低下し，COVID-19に関連した集中治療の必要性が約65%低下したという報告があります[5)]。
- ジェネリックもあり安価なので，コロナ感染の不安が強い患者のなかには，希望される方がいるかもしれません。

❷ セロトニン・ノルアドレナリン再取り込み阻害薬（serotonin noradrenaline reuptake inhibitor；SNRI）

- SSRIと同様に，主流な抗うつ薬です。
- セロトニン・ノルアドレナリン再取り込みを阻害し，両者の働きを増強させ，抗うつ効果，抗不安効果を示します。

● 日本ではミルナシプラン（トレドミン®）を除くと，2種がカプセル剤で，鎮痛効果が認められているデュロキセチン（サインバルタ®），用量設定に幅のあるベンラファキシン徐放剤（イフェクサー®SR）があります。
● やはり効果の前に副作用が認められ，効果発現にも時間がかかるのはSSRIと同じです。

❸ ノルアドレナリン作動性・特異的セロトニン作動性抗うつ薬（noradrenergic and specific serotonergic antidepressant；NaSSA）

● 食思改善と睡眠改善に効果を表します。
● 傾眠，便秘といった副作用はありますが，不眠に対する効果発現は早いため使用感がわかりやすく使いやすいです。

❹ トラゾドン（レスリン®，デジレル®）

● セロトニン遮断再取り込み阻害薬とも，二環系抗うつ薬ともいわれます。
● 抗コリン作用は少なく，抗うつ作用もマイルドで，現在は**不眠症やせん妄の治療薬として使用**されています。
● 低活動性せん妄に効果があるとする報告があります[6)]。

参考 トラゾドンについて

● トラゾドン（レスリン®，デジレル®）は，ユニークな抗うつ薬です。
● セロトニン5-HT_{2A}受容体阻害作用をもち，依存性がなく，睡眠作用があります。抗うつ薬として開発されながら，睡眠薬として使用されている薬です。
● アメリカではゾルピデム（マイスリー®）の売上が減少している一方で，不眠症の適応がないにもかかわらず，売上量は右肩上がりで上昇しています[7)]。
● メタアナリシスでも不眠症への有効性が示されており[8)]，過量服薬のリスクが低いうえに過鎮静や抗コリン作用が少なく，がん患者のせん妄の重症度を下げる研究結果も出ています[6)]。
● 通常25 mg 1錠から開始し，150 mgぐらいまでは使用します。
● 安価で経済的負担も少ないです。睡眠薬としては安全で効果的，安価のため，理想的な薬といえます。

❺ 三環系抗うつ薬

- 最古の抗うつ薬です。
- 化学構造に3つの環をもつことから，三環系抗うつ薬とよばれています。
- 抗うつ効果はありますが，効果発現に2週間以上かかり，効果の前にはっきりと副作用が出ます。典型的なものは**抗コリン作用による口渇や便秘，せん妄**，抗ヒスタミン作用による眠気や体重増加，抗 α_1 作用による起立性低血圧などです。
- 緑内障や尿閉のある方には，使用すべきではありません。
- 近年は処方機会が減りました。

❻ 四環系抗うつ薬

- 三環系抗うつ薬の次に開発された抗うつ薬で，効果も副作用もマイルドとされます。
- 抗コリン作用は少ないです。
- 現在でも使用される四環系抗うつ薬として，適応外使用ですが，**ミアンセリン(テトラミド®)はせん妄を起こさずに不眠を改善**させる抗うつ薬で，せん妄治療に現在でも使用されています。

参考 スルピリド（ドグマチール®）

- うつ病に適応があるといっても抗精神病薬であり，うつ病以外に統合失調症に適応があります。
- 胃潰瘍・十二指腸潰瘍にも適応があります。
- そのため，クリニックの心療内科や一般内科を中心に，食思不振患者によく使用されています。
- **パーキンソン症候群や，乳汁分泌などの副作用**があります。

4. 抗うつ薬の意外な副作用

- 抗うつ薬の副作用として意外と知られていないものに，せん妄があります。
- 抗コリン作用の強い三環系抗うつ薬だけでなく，ミルタザピンなどさまざまな受容体に作用する抗うつ薬でも起こります。せん妄ハイリスクの患者は内服している場合，注意しましょう。
- また，男性特有の副作用として，勃起障害があります。パロキセチンに多く，内服開始や増量に伴い起こりますが，こちらから聞かないとわからないことが多いです。

- うつ病の症状の可能性もありますので，薬と症状の変化をみる必要があります。

5. すべての抗うつ薬に併用禁忌の薬とは？

- セレギリン塩酸塩（エフピー®）などはパーキンソン病にときに使用されるMAO阻害薬ですが，抗うつ薬はトラゾドン以外すべてが併用禁忌です。
- 抗精神病薬には禁忌ではありませんが，統合失調症に禁忌であるため，必然的に抗精神病薬も投薬できません。
- ピモジド（オーラップ®）は処方されることが少ない抗精神病薬ですが，すべてのSSRIと併用禁忌で，うつ病患者にも禁忌であるため，抗うつ薬すべてと禁忌と考えてもよいでしょう。

参考 新たな抗うつ薬？　エスケタミン点鼻薬

- 麻酔薬であるケタミンはエスケタミンとアールケタミンのラセミ混合物として生成されますが，そのエスケタミン点鼻薬はアメリカで即効性のある抗うつ薬と認められています。
- 使用可能になれば抗うつ薬を内服できない患者の一案となる可能性があります（日本で治験されているのはアールケタミン）。

これさえできれば

- 抗うつ薬を内服している患者が，「何のために処方されているのか」の評価。
- 手術や処置で抗うつ薬が内服困難となったときの離脱症状や再開への対応。
- 抗うつ薬の使い分けや適応外処方も知っておこう。

文献

1）Lewis G, et al: Maintenance or Discontinuation of Antidepressants in Primary Care. N Engl J Med 2021; 385: 1257-1267.

2）Quilichini JB, et al: Comparative effects of 15 antidepressants on the risk of withdrawal syndrome: A real-world study using the WHO pharmacovigilance database. J Affect Disord 2022; 297: 189-193.

3) Siwek M, et al: Withdrawal Symptoms Following Discontinuation of Vortioxetine-Retrospective Chart Review. Pharmaceuticals (Basel) 2021; 14: 451.
4) Sørensen A, et al: Clinical practice guideline recommendations on tapering and discontinuing antidepressants for depression: a systematic review. Ther Adv Psychopharmacol 2022; 12: 20451253211067656.
5) Reis G, et al: Effect of early treatment with fluvoxamine on risk of emergency care and hospitalisation among patients with COVID-19: the TOGETHER randomised, platform clinical trial. Lancet Glob Health 2022; 10: e42-e51.
6) Maeda I, et al: Low-Dose Trazodone for Delirium in Patients with Cancer Who Received Specialist Palliative Care: A Multicenter Prospective Study. J Palliat Med 2021; 24: 914-918.
7) Wong J, et al: Trends in Dispensing of Zolpidem and Low-Dose Trazodone Among Commercially Insured Adults in the United States, 2011-2018. JAMA 2020; 324: 2211-2213.
8) Yi XY, et al: Trazodone for the treatment of insomnia: a meta-analysis of randomized placebo-controlled trials. Sleep Med 2018; 45: 25-32.

代表的な抗うつ薬の特徴

代表的な抗うつ薬（商品名）	用法用量・剤型	禁忌・注意すべき併用薬	離脱症状*	備考
SSRI				
パロキセチン（パキシル®）	5～50mg 分 1 OD 錠，徐放剤 CR 錠あり	タモキシフェンの効果減弱	＋＋	性機能障害の副作用あり
セルトラリン（ジェイゾロフト®）	25～100mg 分 1 OD 錠あり	薬物相互作用が少ない	±	効果は比較的穏やか
フルボキサミン（デプロメール®・ルボックス®）	50～150mg 分 2	ラメルテオン併用禁忌	±	嘔気が多い 半減期が短い
エスシタロプラム（レクサプロ®）	10～20mg 分 1	薬物相互作用が少ない QT 延長に禁忌	±	性機能障害の副作用あり

SNRI				
デュロキセチン（サインバルタ®）	20～60mg 分 1 カプセル	タモキシフェンの効果減弱 高度肝障害・腎障害に禁忌	＋	身体疾患・疼痛に対する適応が多い
ベンラファキシンSR（イフェクサー®SR）	37.5～225mg 分 1 徐放剤 SR カプセル	タモキシフェンの効果減弱	＋	低用量で SSRI の効果あり 嘔気が多い
ミルナシプラン（トレドミン®）	25～100mg 分 2 OD 錠あり	尿閉に禁忌 CYP の影響なし	±	効果は比較的穏やか
NaSSA				
ミルタザピン（リフレックス®・レメロン®）	7.5～45mg 分 1 眠前 OD 錠あり	傾眠あり 眠気の出る薬との併用注意	±	消化器症状や性機能障害が少ない せん妄あり
三環系抗うつ薬				
イミプラミン（トフラニール®） **クロミプラミン（アナフラニール®）** **アミトリプチリン（トリプタノール®）** **アモキサピン（アモキサン®）など**	10～150mg（アモキサピンカプセルは分 1 朝，他は分 1～2） クロミプラミンのみ点滴投与可能	イミプラミン・クロミプラミンは尿閉に禁忌 クロミプラミン・アミトリプチリン・アモキサピンは緑内障と心筋梗塞回復期に禁忌	± （抗コリン作用の減弱による症状は認められる）	口渇・起立性低血圧・体重増加・QT 延長，せん妄など副作用が多く，特別な理由がなければ，SSRI や SNRI に変更が望ましい
四環系抗うつ薬 **ミアンセリン（テトラミド®）など**	10～30mg 分 1 夕	薬物相互作用が少ない 眠気あり	±	睡眠効果が認知されており不眠，せん妄に効果あり
その他				
トラゾドン（レスリン®，デジレル®）	12.5～150mg 分 1 眠前	薬物相互作用が少ない（抗 HIV 薬 1 種と禁忌あり）	±	睡眠効果が広く認知されており不眠，せん妄に効果あり
ボルチオキセチン（トリンテリックス®）	10～20mg 分 1	薬物相互作用が少ない	±	セロトニン再取り込み阻害作用＋セロトニン受容体調節作用 効果は比較的穏やか

※ MAO 阻害薬はトラゾドン以外のすべての抗うつ薬と併用禁忌。
※ピモジド（オーラップ）は SSRI と併用禁忌，うつ病に禁忌。
*＋＋・・・・メタ解析で離脱症状の発現が強く示唆されている。
＋・・・・メタ解析で離脱症状の発現が示唆されている。
±・・・・離脱症状は起こりうる。ケースレポートあり。

抗不安薬ってどんな薬？

- 不安障害の治療は，SSRI を中心として抗不安薬，特に BZ 系受容体作動薬を補助的に用いた薬物療法と，認知行動療法などの心理社会的治療を併用して行います。
- SSRI による治療では，定期的な内服を継続することにより，不安症状を数週間をかけてゆっくりと軽減していきます。
- BZ 系受容体作動薬による効果は，服用後血中濃度の上昇とともに発現し，血中濃度低下とともに消退します。
- 近年，常用量依存とよばれる状態が注目されていますが，効果とリスクを考えながら，BZ 系受容体作動薬を使用する 1 つの指標としてとらえ，治療に当たるのが現実的です。

1．どんな疾患・症状に処方されるのか？

- 不安障害の治療は，抗うつ薬である選択的セロトニン再取り込み阻害薬（selective serotonin reuptake inhibitor；SSRI）を中心として抗不安薬，特にベンゾジアゼピン（benzodiazepine；BZ）系受容体作動薬を補助的に用いた薬物療法と，認知行動療法などの心理社会的治療を併用することが基本です[1)]。
- SSRI による不安障害の治療では，定期的な内服により，不安症状は数週間をかけてゆっくりと軽減していきます。一方で BZ 系受容体作動薬による抗不安効果は，服用後，血中濃度の上昇とともに発現し，血中濃度低下とともに消退します。従って SSRI を定期継続内服することによる不安症状の軽減を待つ間や，突発的に生じる間欠的な発作に対して，BZ 系受容体作動薬を短期間併用します。
- BZ 系受容体作動薬は，強迫症状や急性ストレス症，うつ病の併存がある場合には治療効果が認められていません[2)]。その依存の問題から BZ 系受容体作動薬単独による長期維持治療は推奨されていません。しかし，実臨床においては，本来補助薬で短期の使用にとどめるべき BZ 系受容体作動薬が長期使用されていることも，まれではありません。
- 代表的な不安障害を挙げておきます。

①全般性不安障害
・多くの出来事や活動について，過度な不安や心配（予期憂慮）が慢性的に持続していることが特徴です。

・不安の対象はさまざまですが，仕事や経済・健康問題など，日常的な生活環境についての事項が多くみられます。
・不安の症状に加えて，自律神経系の過活動を中心とする身体症状を伴います[3)]。

②社交不安障害

・他人から注目されることに対する不安を特徴とします。
・人前で話すといった他人から注目される場面で不安を感じ，さらに動悸，振戦，発汗，緊張などの不安の身体症状を呈します。
・また，その結果，ごくわずかな衆目場面，あるいは実際には注目されていないような場面さえ次第に回避するようになり，日常生活に障害を生じます[3)]。

③パニック障害

・思いがけないときに突然起こるパニック発作を主体とする不安障害です。
・パニック発作とは急性・突発性の発作で，動悸や胸痛，窒息感，めまいなどの身体症状を伴った，強い不安発作です。発作は数分のうちに最強になり，少なくとも数分間は持続します。
・パニック発作を経験すると，再び発作が起きることへの予期不安を生じます。
・また，予期不安にはそのような状況や環境を回避する回避行動を伴います。回避行動が進行すると，広範な状況に対して回避が起こり，生活活動の範囲が狭くなり，続発性のうつ病へ進展することもあります[3)]。

2. BZ 系受容体作動薬の特徴

- BZ 系受容体作動薬は情動と関係する大脳辺縁系，特に扁桃体の中心核，視床下部の乳頭体に選択的抑制作用をもち，そこに分布する BZ 受容体に結合して抗不安，抗痙攣，筋弛緩鎮静，催眠，自律神経調節などの主な薬理作用を示します。
- 臨床的には，意識や高次の精神活動に影響を及ぼすことなく，不安，緊張などの情動異常を改善します。
- BZ 系抗不安薬は筋弛緩作用が強いことから，整形外科領域においても使用されることがあります。
- また，内科領域においては高血圧症や狭心症などにも使用されます。
- バルビツール酸やメプロバメートに比べて，依存性も少なく安全であるといわれていますが，常用量での依存も生じることが報告されており，慎重な使用法が求められています[4)]。

注意 使い分け，副作用，禁忌など

- BZ系受容体作動薬系抗不安薬は，

1. 抗不安作用の強弱
2. 作用時間の長短
3. 力価

により使い分けられます（表1）。

- 副作用として精神機能の低下（眠気，ふらつきなど），認知・記憶障害，逆説反応（脱抑制），反跳性不安と依存，呼吸抑制，（前向性）健忘などがあり，注意が必要です。
- 甲状腺機能低下障害，呼吸器疾患，カフェイン中毒や薬物など，器質的な原因による不安にBZ系受容体作動薬を使用してはなりません。
- また慢性閉塞性肺疾患（COPD）や睡眠時無呼吸症候群（SAS）の患者では，臨床的に問題となる呼吸抑制を起こす可能性があります[4)]。

表1 ベンゾジアゼピン系/チエノジアゼピン系抗不安薬の作用時間と力価

作用時間	力価	一般名
短時間作用型：～6時間程度	高力価	エチゾラム
	低力価	クロチアゼパム トフィソパム
中時間作用型：～24時間程度	高力価	ロラゼパム アルプラゾラム フルジアゼパム
	中力価	ブロマゼパム
長時間作用型：24時間～	高力価	メキサゾラム クロナゼパム
	中力価	ジアゼパム クロキサゾラム
	低力価	オキサゾラム クロルジアゼポキシド メタゼパム クロラゼプ酸
超長時間作用型：90時間～	高力価	フルトプラゼパム ロフラゼプ酸エチル

（文献11より改変引用）

3. 依存について

- 薬物依存とは，摂取した薬物の効果を強く欲求し，摂取を繰り返し，離脱症状などの身体症状を形成するものです。
- 耐性・精神依存・身体依存の3形態があります。
- 身体依存があっても，薬物を渇望しないなら，薬物依存とは診断できません。
- BZ系受容体作動薬はすべての依存形態が生じる可能性があると説明されることが多いです。
- WHOによるとBZ系受容体作動薬の依存は軽度であり，耐性は存在することも，しないこともあるとされています[5]。

❶ 耐性

- 耐性とは，「同一量の薬物に対する反応の減弱，あるいは，同じ薬理的効果を得るのに要する用量の増大をきたすこと」と定義されています。
- BZ系受容体作動薬については耐性形成の指摘が多く，三島らのガイドライン[6]では「BZ系受容体作動薬の耐性は，作用時間が短いほど早期に出現する」とし，特にトリアゾラムでは耐性形成が顕著であると記述されています。
- 三島らのガイドラインでは，トリアゾラムの早期耐性形成が顕著であることのエビデンスとして，Kirkwoodの総説[7]を引用しています。この総説はKalesらの論文[8]をさらに引用して，トリアゾラムの耐性は2週間の継続で睡眠効果が減弱すると結論しています。

参考 Kalesらの論文の解釈

- **夜間覚醒時間が26.5分長くなり，全体の睡眠時間割合が89.2%から83.6%に減ったことで，2週間の継続で睡眠効果が減弱すると結論しています。**
- **しかしながら，その他測定された客観的睡眠指標と入眠潜時は変化がありませんでした。**
- **この報告のみをもってトリアゾラムの睡眠作用に対する早期耐性形成の十分な証拠とすることは難しいです。**

- BZ系受容体作動薬全般に目を広げると，1979～2014年の間にヒトを対象としたBZ系受容体作動薬耐性形成についての臨床研究論文は5報あり，すべてBZ系受容体作動薬の臨床的使用では，耐性形成なしとの結論でした。

- 一方で，1カ月以上BZ系薬剤を服用継続した場合，約半数が依存症になるとの報告[9]もあり，漫然とした投与は避けなければなりません。

❷ 精神依存

- 精神的な快楽のため，あるいは不快を避けるために薬物の周期的あるいは継続的服用を求める精神衝動であり，なりふり構わず薬物を求める薬物探索行動で特徴付けられます。
- 薬物依存の本質であり，精神依存がないと薬物依存の定義を満たしません。
- BZ系受容体作動薬は精神依存が起こるとされます。
- 不眠症治療中にBZ系受容体作動薬を中止すると，患者は不眠の再発のため再びBZ系受容体作動薬を希望し，このことが精神依存であると説明されます。しかし，この現象は単にBZ系受容体作動薬中止によりもともとの不眠症が現れただけで，精神依存とは関連がないと考えるのが妥当です[5]。

❸ 身体依存と常用量依存

- BZ系受容体作動薬の身体依存とは，「BZ系受容体作動薬を中断あるいは特異的な拮抗物資の投与によってBZの作用が妨げられるとき，激しい身体障害により現れる状態」と定義されます。
- 身体依存を生じるのは，大量(治療量の2～5倍)反復服用する場合に限られます[10]。大量のBZ系受容体作動薬を中断すると，程度の差はありますが，離脱症状が出現することは明らかです。典型例では，離脱症状は徐々に発症し，最高となり漸減回復します。大量BZ系受容体作動薬を中断した3～7日後に現れることが多いです。離脱症状には精神症状，身体症状，知覚症状があり(**表2**)，2～4週間で元に戻りますが，アルコール依存のように，せん妄を起こすまでの離脱を経験することは少ないです。
- 治療用量をはるかに超える大量のBZ系受容体作動薬を，1年以上処方することは，身体依存形成の危険性があります。ただし，単に治療用量を処方しているだけでは，問題になることが少ないのが事実でしょう。
- その代わり，常用量依存とよばれる状態が危険であると説明されるようになってきました。常用量依存とは，通常の臨床用量範囲内のBZ系受容体作動薬を継続使用することにより，服用を急に中止すると，症状の再燃や離脱症状がみられるために，容易に中断できない状態になる現象であり，身体依存が主体であると理解されています。

表2 BZ 受容体作動薬の離脱症状

重症度	精神症状	身体症状	知覚症状
軽度	不安 焦燥	不眠 めまい 頭痛 食欲不振	筋肉痛 臭覚過敏 聴覚過敏
中等度～重度	恐怖 妄想 錯乱	嘔気嘔吐 めまい 筋硬直，筋力低下 筋痙攣 発汗 振戦頻脈 低血圧 発熱 痙攣 昏睡	幻覚

（文献５より引用）

- このような場合，医師の指示に従って使用している限り，あえて BZ 系受容体作動薬をやめるよりは，内服し続けたほうが不安もなく，社会生活が円滑に続くのが現状です。
- そのため，ICD-10 および DSM-V 分類の物質依存の診断分類に，常用量依存の診断分類は存在しません。

Point 常用量依存の考え方

- **常用量依存とよばれる状態を依存と考えるのではなく，一般的な副作用，急性中毒，健忘作用，奇異反応と同じように，効果とリスクを考えながら，BZ 系受容体作動薬を使用する 1 つの指標としてとらえるほうが現実的です。**

4. BZ 系受容体作動薬の注意点まとめ

- 抗不安薬といえば BZ 系もしくはチエノジアゼピン系薬剤が主流でした。
- しかし，依存・乱用の問題が顕在化しており，各国のガイドライン上でも厳しい処方制限がなされています。

- わが国においても，これら薬剤の適正使用が課題とされており，これらの多剤併用や長期処方に対しては，診療報酬上の減額対象にもなりました。
- 不安を呈する患者への対応では，BZ系もしくはチエノジアゼピン系薬剤の使用は，必要最小限の処方量と短期間の処方に留めるべきです。可能な限りSSRIや$5\text{-}HT_{1A}$部分作動薬などを主剤とし，適正な向精神薬の使用により，有害作用から患者の心身を守っていくことが肝要です[11]。

- SSRIとBZ受容体作動薬の特徴を知ったうえでの使い分け。
- BZ系受容体作動薬の特徴を知ったうえでの安全な使用法の理解。
- 依存の種類の理解と，離脱症状を含めたBZ系受容体作動薬の中止ができる。

文献

1）船田大輔，ほか：依存を引き起こさない抗不安薬の使い方．臨精医 2018; 47(増刊): 173-177.
2）Bandelow B, et al: Guidelines for the pharmacological treatment of anxiety disorders, obsessive-compulsive disorder and posttraumatic stress disorder in primary care. Int J Psychiatry Clin Pract 2012; 16: 77-84.
3）竹村孔明：不安症治療におけるベンゾジアゼピン受容体作動薬の適正使用．精神医 2020; 62: 427-434.
4）吉尾　隆：7．ベンゾジアゼピン系抗不安薬・睡眠薬の適正使用に果たす薬剤師の役割．睡眠医療 2020; 14: 185-190.
5）森下　茂：ベンゾジアゼピン系抗不安薬の適正使用について．京都医会誌 2021; 68: 87-96.
6）三島和夫：IV 睡眠薬の適正な使用と休薬のためのQ&A．三島和夫 編，睡眠薬の適正使用・休薬ガイドライン，第1版，じほう，142-44，2014.
7）Kirkwood CK: Management of insomnia. J Am Pharn Assoc(Wash) 1999; 39: 688-696.
8）Kales A, et al: Hypnotic efficacy of triazolam: sleep laboratory evaluation of intermediate-term effectiveness. J Clin Pharmacol 1976; 16: 399-406.
9）Soyka M: Treatment of Benzodiazepine Dependence. N Engl JMed 2017; 376: 1147-1157.
10）渡辺昌祐：第12章 抗不安薬の依存性．渡辺昌祐 著，抗不安薬の選び方と用い方，第1版，金原出版，1986，219-234.
11）中村雅之，ほか：抗不安薬の種類と使い方．臨と研 2019; 96: 539-544.

睡眠薬ってどんな薬？

- 睡眠障害の治療に睡眠薬を用いる場合，非薬物療法を組み合わせ，使用を必要最小限にとどめることが望ましいです。
- 睡眠薬はバルビツール酸系から始まり，認知機能への影響が少なく，依存性の少ない薬剤が開発されてきています。
- 実際の薬物療法の際には，肝機能やほかの症状，内服ができない場合やせん妄のリスクが高い場合など，個々の患者の状態に合わせます。

1. どんな疾患・症状に処方されるのか？

- 睡眠薬は不眠症に使用される薬剤です。本項では，DSM-5による不眠障害の定義を**表1**に示し，DSM-5に準拠して「不眠障害」という言葉を用います。
- 急性不眠に対してはその原因に対処し，解決することが多いです。
- 一方で慢性不眠に対する睡眠薬の効果について検討したメタ解析によると，睡眠薬は，入眠までの時間を10分短縮し，睡眠時間を30分延長，また睡眠の質の改善に関する効果量は0.79でした[1)]。
- しかし，薬物療法には，日中の眠気，認知機能障害，依存や服用中止時の離脱，反跳性不眠などの懸念があることから，漫然とした長期投与は

表1 不眠障害の診断基準(DSM-5)

A．睡眠の量または質の不満に関する顕著な訴えが，以下の症状のうち1つ(またはそれ以上)を伴っている。
　1．入眠困難(子どもの場合，世話する人がいないと入眠できないことで明らかになるかもしれない)
　2．頻回の覚醒，または覚醒後に再入眠できないことによって特徴づけられる，睡眠維持困難(子どもの場合，世話する人がいないと再入眠できないことで明らかになるかもしれない)
　3．早朝覚醒があり，再入眠できない
B．その睡眠の障害は，臨床的に意味のある苦痛，または社会的，職業的，教育的，学業上，行動上，または他の重要な領域における機能の障害を引き起こしている。
C．その睡眠困難は，少なくとも1週間に3夜で起こる。
D．その睡眠困難は，少なくとも3カ月間持続する。
E．その睡眠困難は，睡眠の適切な機会があるにもかかわらず起こる。
F．その不眠は，他の睡眠－覚醒障害(例：ナルコレプシー，呼吸関連睡眠障害，概日リズム睡眠－覚醒障害，睡眠時随伴症)では十分に説明されず，またはその経過中にのみ起こるものではない。
G．その不眠は，物質(例：乱用薬物，医薬品)の生理学的作用によるものではない。
H．併存する精神疾患および医学的疾患では，顕著な不眠の訴えを十分に説明できない。

避けたほうがよいとされており，米国国立衛生研究所（National Institute of Health；NIH）のガイドラインでは原則として４～６週を越える投与は行わないことを推奨しています[2)]。

- よって，たとえ睡眠薬を用いる場合でも，非薬物療法を組み合わせ，その使用を必要最小限にとどめることが望ましいのです[3)]。

2. 睡眠薬の種類

- 睡眠薬は**図1**[4)]のように1880年代に使用されていたバルビツール酸系から始まりました。
- 時代とともに認知機能への影響が少なく，依存性の少ない薬剤が開発されてきているものの，わが国においては依然としてバルビツール酸系，ベンゾジアゼピン系薬剤の使用も多いのが現状です。
- 最近のガイドライン[3)]では，**表2**のように主な睡眠薬を挙げ，高齢者には非ベンゾジアゼピン系薬剤が推奨されると記載しています。

❶ ベンゾジアゼピン（benzodiazepine；BZ）系薬（**表3**）[5)]

- BZ系睡眠薬は，不眠の治療薬として最も頻用される薬剤です。
- 基本的な考え方として，入眠困難型の場合は短時間型を，中途覚醒型や早朝覚醒型の場合は中時間作用型を使用します。
- 睡眠薬の使用量と頻度は患者の症状の程度にもよりますが，特に外来などにおいては，まずは不眠時頓用として処方し，患者が必要と思うときに使用した場合の有用性を評価します。

図1 睡眠薬開発の歴史

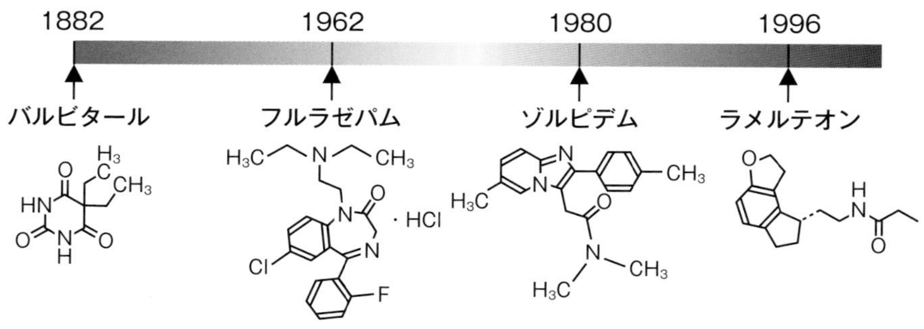

（文献４より作図）

- なお必要時に頓用として使用することについては，反跳性不眠や使用量増加などの問題を生じることなく睡眠改善を得ることができるという報告があります[6)]。

表2 主要な不眠症治療薬一覧

ベンゾジアゼピン受容体作動薬	一般名	ベンゾジアゼピン系／非ベンゾジアゼピン系
超短時間作用型	トリアゾラム	ベンゾジアゼピン系
	ゾルピデム酒石酸塩	非ベンゾジアゼピン系
	ゾピクロン	非ベンゾジアゼピン系
	エスゾピクロン	非ベンゾジアゼピン系
短時間作用型	エチゾラム	ベンゾジアゼピン系
	ブロチゾラム	ベンゾジアゼピン系
中間作用型	フルニトラゼパム	ベンゾジアゼピン系
長時間作用型	クアゼパム	ベンゾジアゼピン系

クラス	製品名
メラトニン受容体作動薬	ラメルテオン
オレキシン受容体拮抗薬	スボレキサント

（文献3より引用）

不眠障害の治療に用いる代表的な薬剤

表3 BZ作用におけるGABA受容体サブタイプの役割（受容体による作用の違い）

	α_1受容体	α_2，α_3，α_5受容体
鎮静	＋	－
健忘	＋	－
抗けいれん	＋	＋
抗不安	－	＋
筋弛緩	－	＋
運動障害	－	＋
アルコールとの相互作用	－	＋

（文献5より改変引用）

❷ 非BZ系薬

- BZ系薬よりも副作用の頻度が低い非BZ系薬がより推奨度が高いです[3)]。
- ゾルピデム，ゾピクロン，エスゾピクロンがそれに該当しますが，ゾルピデム，ゾピクロンはGABA受容体サブタイプのα_1受容体に強い親和性があるため，ふらつきについてはなお留意すべきです。

❸ メラトニン受容体作動薬

- メラトニン受容体作動薬であるラメルテオンは，BZ系睡眠薬と異なり，依存性や筋弛緩作用がないとされ，高齢の患者においても安全に使用できることが期待されます。
- ただし，高度の肝機能障害のある患者においては禁忌であり，抗うつ薬のフルボキサミンとは併用禁忌となっている点に注意が必要です。

❹ オレキシン受容体拮抗薬

- オレキシン受容体拮抗薬であるスボレキサントとレンボレキサントは，ラメルテオンと同様に，BZ系睡眠薬にある依存性や筋弛緩作用がないとされ，高齢の患者において安全に使用されることが期待されます。
- 同剤もふらつきや効果の遷延には留意すべきであり，低用量からの開始が望ましいです。

3. 実際の薬物療法

❶ 肝機能障害や肝転移がある場合

- 睡眠導入薬の多くは肝臓で代謝されるために，効果が増強・遷延することがあります。
- このようなことが予測される場合，グルクロン酸抱合のみで代謝されるロルメタゼパムが優先して使用されます。

❷ ほかの症状が併存している場合

- ほかの症状の緩和のために用いる薬剤が，その副次的作用として眠気をもたらすことがあります。
- ほかの症状と不眠が併存している場合，そのような薬剤を意図して選択することがあります。

参考 眠気をもたらす薬剤選択の例

- しびれ感が併存している場合：クロナゼパム。
- 悪心が併発している場合：抗精神病薬であるオランザピンや抗うつ薬のミルタザピン。
- 痛みがある場合：ノルトリプチリンなどの三環系抗うつ薬。

❸ 内服ができない場合

- 内服ができない患者における不眠に対して用いる薬剤の選択肢としては，フルニトラゼパムやミダゾラムの点滴，抗ヒスタミン薬であるヒドロキシジンの点滴，ハロペリドールの点滴，ブロマゼパム坐薬などがあります。
- 点滴の有無や患者の意向などによって選択します。

参考 緩和ケア病棟に入院している患者の不眠に対する薬剤の選択

- フルニトラゼパムとミダゾラムの有用性について後ろ向きデータを用いて比較を行った結果，効果については差がないこと，フルニトラゼパムのほうが呼吸抑制の頻度が有意に高かったこと，ミダゾラムにおいては２週間以上使用する場合に，耐性が問題となることが報告されています[7)]。
- 呼吸抑制が生じやすい場合など，フルニトラゼパムやミダゾラムが使いにくい状況では，ヒドロキシジンの点滴が使用されます。

❹ せん妄のリスクが高い場合

- 身体的に重篤であって，すでにせん妄の前駆症状が出現している場合などにおいては，不眠に対して睡眠導入薬を用いると，それがせん妄を惹起することがあるため，当初からせん妄への対応に準じて抗精神病薬が使用されます。
- 副作用などの観点から，抗精神病薬の使用が不適切と考えられる場合は，トラゾドンやミアンセリンといった抗うつ薬が使用されます。
- また，ラメルテオンとスボレキサントは急性期患者において，せん妄を予防できる可能性が示唆されています[8, 9)]。

- DSM-5による「不眠障害」の定義の理解。
- 睡眠薬の種類の把握。
- 個々の患者の状態に合わせた処方。

文献

1）Buscemi N, et al: The efficacy and safety of drug treatments for chronic insomnia in adults: a meta-analysis of RCTs. J Gen Intern Med 2007; 22: 1335-1350.

2）National Institutes of Health: National Institutes of Health State of the Science Conference statement on Manifestations and Management of Chronic Insomnia in Adults, June 13-15, 2005. Sleep 2005; 28: 1049-1057.

3）三島和夫 編：睡眠薬の適正使用・休薬ガイドライン．じほう，2014.

4）稲田　健，ほか：睡眠薬の開発の歴史と今後の展望．薬局 2011; 62: 3338-3342.

5）Rudolph U, et al: Benzodiazepine actions mediated by specific gamma-aminobutyric acid(A) receptor subtypes. Nature 1999; 401: 796-800.

6）Perlis M, et al: Intermittent and long-term use of sedative hypnotics. Curr Pharm Des 2008; 14: 3456-3465.

7）Matsuo N, et al: Intravenous infusion of midazolam and flunitrazepam for insomnia on Japanese palliative care units. J Pain Symptom Manage 2005; 30: 301-302.

8）Hatta K, et al: Preventive effects of ramelteon on delirium: a randomized placebo-controlled trial. JAMA Psychiatry 2014; 71: 397-403.

9）Hatta K, et al: Preventive Effects of Suvorexant on Delirium: A Randomized Placebo-Controlled Trial. J Clin Psychiatry 2017; 78: e970-e979.

抗てんかん薬ってどんな薬？

- 抗てんかん薬は名前のとおり，てんかんの治療薬として使用されます。
- 一方で，てんかん以外の疾患への治療薬として使用される場合もあります。
- そのため，抗てんかん薬が投薬されていることだけで「患者にてんかんの既往がある」と判断しないよう注意します。
- 薬剤によっては薬物相互作用をもつこと，精神症状などさまざまな有害事象が生じうること，妊婦への使用に注意を要すること，定期採血の必要性があること，血中濃度測定が有効であることなどを覚えておきます。
- 本項では，てんかん，けいれん性てんかん重積状態への使用を中心に解説します。

1. 知識の整理

- けいれんしているからといっててんかんとは限りません。けいれんとてんかんは別の概念です。
- **けいれんは状態像**であり，不随意に筋が収縮する状態を指します。中枢神経，末梢神経，筋，代謝，心因など，原因はさまざまです。
- **てんかんは病名**であり，反復性の発作が生じる疾患を指します。大脳の神経細胞が過剰・異常な興奮を繰り返す脳の疾患であり，原因は中枢神経です。

2. 目の前の患者がけいれんしているとき，どうする？

- まずは人や物を集めます。バイタルを確認し，ライン確保をしつつABC（Air way，Breathing，Circulation）の安定を図ります。
- けいれん＝てんかんではないことを認識し，鑑別を進めます（**表1**）[1]。

参考　鑑別に役立つ項目

- 既往歴
- 採血
- 頭部画像検査
- 心電図
- 心エコー
- 目撃者や家族への詳細な病歴聴取　など

表1 けいれんの鑑別

・失神（神経調節性，心原性など）
・心因性非てんかん発作
・過呼吸やパニック障害
・脳卒中（脳梗塞，脳出血），一過性脳虚血発作
・睡眠時随伴症（レム睡眠行動異常，ノンレムパラソムニア）
・急性中毒（薬物，アルコール），薬物離脱，アルコール離脱
・急性代謝障害（低血糖，テタニーなど）
・急性腎不全
・頭部外傷（1 週間以内）
・不随意運動（チック，振戦，ミオクローヌス，発作性ジスキネジアなど）
・発作性失調症

（文献 1 より作成）

表2 けいれんを起こしうる薬剤

・インターフェロン
・抗うつ薬
・ベンザミド系薬剤
・イソニアジド
・ヒスタミン H_1 受容体拮抗薬
・シクロスポリン
・テオフィリン
・ニューキノロン系抗菌薬

（文献 3 より作成）

- 特に心血管系の原因を精査することは重要です[2)]。
- 薬剤性のけいれん（**表2**）[3)]は病歴聴取やおくすり手帳で判断できるため，必ず確認します。
- てんかんの診断には「通常は 2 回以上の発作の確認を要する」こと，「発作の現場を目撃することが最も有用とされる」ことなどから，詳細な病歴聴取が重要です[1)]。
- てんかんの診断がついており，すでに抗てんかん薬を内服している際には，服薬アドヒアランスや睡眠覚醒リズムの乱れなど，てんかん発作を生じる要因がないか，生活歴を十分に確認します。
- 必要であれば抗てんかん薬の血中濃度を測定します。
- けいれん性てんかん重積状態は，投薬してけいれんを止めます（p141 参照）。
- 特定の場合を除き，初回発作で抗てんかん薬は開始しません（p143 参照）。

3. 新規抗てんかん薬とは？

- ガバペンチン（ガバペン®），トピラマート（トピナ®），ラモトリギン（ラミクタール®），レベチラセタム（イーケプラ®），ペランパネル（フィコンパ®），ラコサミド（ビムパット®）などであり，適応は**表3** のとおりです。
- 旧抗てんかん薬と比べ，有害事象や薬物相互作用が少ないとされます。
- そのため，日本神経学会監修の『てんかん診療ガイドライン 2018』（以下，ガイドライン）において，高齢者，合併症症例，妊娠可能な女性の項目で選択薬に含まれています。
- 新規抗てんかん薬は保険適用上，ほかの抗てんかん薬と併用が必要な場合が多いですが，ラモトリギン，レベチラセタムは単剤使用が可能です。

表3 新規抗てんかん薬の適応

薬品名(商品名)	適応
ガバペンチン (ガバペン)	ほかの抗てんかん薬で十分な効果が認められない部分発作(二次性全般化発作を含む)に対し，他の抗てんかん薬と併用
トピラマート (トピナ)	ほかの抗てんかん薬で十分な効果が認められない部分発作(二次性全般化発作を含む)に対し，他の抗てんかん薬と併用
ラモトリギン (ラミクタール)	強直間代発作，定型欠神発作，他の抗てんかん薬で十分な効果が認められない強直間代発作，部分発作(性全般化発作を含む)，Lennox-Gastaut 症候群における全般発作に対し，他の抗てんかん薬と併用
レベチラセタム (イーケプラ)	部分発作(二次性全般化発作を含む)への単剤使用可能 ほかの抗てんかん薬で十分な効果が認められない強直間代発作に対し，ほかの抗てんかん薬と併用
ペランパネル (フィコンパ)	部分発作(二次性全般化発作を含む) ほかの抗てんかん薬で十分な効果が認められない強直間代発作に対し，ほかの抗てんかん薬と併用
ラコサミド (ビムパット)	部分発作(二次性全般化発作を含む) ほかの抗てんかん薬で十分な効果が認められない強直間代発作に対し，ほかの抗てんかん薬と併用

4. 抗てんかん薬使用に際しての注意事項

❶ 精神症状

- 有害事象として精神症状をきたす薬剤があります。

注意 有害事象[1)]

- 強力な抗てんかん薬を急激に高用量投与することによる交代性精神病
- ベンゾジアゼピン系薬物の離脱による急性精神病
- フェノバルビタールによるうつ状態や精神機能低下
- エトスクシミド，クロナゼパム，ゾニサミド，トピラマート，レベチラセタムによるうつ状態
- クロバザムによる軽躁状態
- レベチラセタムによる攻撃性の亢進
- ラモトリギンによる不眠，不安，焦燥　など

- てんかん患者に併存する精神疾患がある際には精神症状悪化のリスクが高いため，使用する際には十分に観察し，使用する薬剤にも注意が必要です。

注意 てんかん患者に合併する精神疾患

- 知的障害
- 感情障害
- 心因性非てんかん発作
- 統合失調症様の精神病
- 不安障害
- 自閉スペクトラム症　など

- 以上から，ガイドラインでは既往に応じ**表4**のような薬剤選択を提案しています[1)]。

表4 精神障害併存例に使用を考慮してよい，あるいは使用を避けるべき抗てんかん薬

	うつ病性障害	双極性障害	不安障害	精神病性障害
使用を避ける	PB，PRM，ZNS，TPM，LEV		LTG，LEV	PHT，ESM，ZNS，TPM，LEV
使用を考慮してよい	LTG	PHT，CBZ，LTG，OXC	CZP，CLB，GBP	

（文献1より作成）
PB：フェノバルビタール，PRM：プリミドン，ZNS：ゾニサミド，TPM：トピラマート，LEV：レベチラセタム，LTG：ラモトリギン，PHT：フェニトイン，CBZ：カルバマゼピン，OXC：オクスカルバマゼピン，CZP：クロナゼパム，GBP：ガバペンチン，ESM：エトスクシミド

❷ 重篤な有害事象

- ラモトリギンで中毒性表皮壊死融解症，皮膚粘膜眼症候群，薬剤性過敏症症候群などの重篤な皮疹が生じることがあり，死亡例も報告されています。急速な増量で生じやすく，特にバルプロ酸（デパケン®）併用の際には相互作用で半減期が延長することから，さらなる緩徐な漸増が必要です。
- その他の薬剤でも，血液系への影響として骨髄抑制，汎血球減少，電解質異常，神経系への影響として眼振，めまい，小脳失調，眠気，悪心，複視，その他，歯肉増殖，肝機能障害などの有害事象が生じることがあります。
- 薬剤ごとの有害事象を把握し，理学所見，採血などで定期的に評価する必要があります。

❸ 薬物相互作用

- 抗てんかん薬には薬物代謝酵素であるチトクロムP450（CYP）を阻害，または誘導する作用をもつものがあり，併用する薬剤によっては血中濃度に影響するため，注意を要します。
- 新規抗てんかん薬は薬物相互作用が比較的影響が少ないとされています。

❹ 妊娠可能な女性への配慮

- 妊娠可能な女性に対しては，催奇形性の低いレベチラセタム，ラモトリギンを第一に考慮することとされています[1)]。
- ラモトリギンでは用量依存性のリスクはみられますが，325mg 以下の低用量では特に催奇形性のリスクが低いとされます[4)]。
- 多剤併用，バルプロ酸，フェニトイン(アレビアチン®)，フェノバルビタール，トピラマートなどで催奇形性リスクが高まるため，妊娠可能な女性に使用する際には注意を要します。
- バルプロ酸では先天異常のリスクだけではなく，知的能力や言語能力の低下，自閉スペクトラム症，注意欠陥多動性障害の発症との関与も示されています。

❺ 血中濃度測定

- 投与量から血中濃度が予測しにくい薬剤では，治療効果判定や中毒域に至っていないかの判断を目的に，血中濃度測定を行います。

参考 血中濃度測定が有用な薬剤[1)]
- **非常に有用な薬剤：ラモトリギン，フェニトイン**
- **有用な薬剤：カルバマゼピン(テグレトール®)，フェノバルビタール(フェノバール®)，バルプロ酸，ルフィナミド(イノベロン®)，ペランパネル**

5. 実臨床での使用場面

【使用場面①：けいれん性てんかん重積状態，てんかん】
けいれん性てんかん重積状態

- けいれん性てんかん重積状態は「けいれん発作が 5 分以上持続する状態」と定義され，後遺症が危惧されるため，各々の段階に応じた治療を開始すべきです[1)]。

Point けいれん性てんかん重積状態に対して使用する抗てんかん薬
- **第一段階(早期てんかん重積状態，継続時間 5 ～ 30 分)**
ジアゼパム(セルシン®)，ロラゼパム(ロラピタ®)静注(表5)
呼吸抑制には注意を要し，SpO_2 モニター，酸素投与，人工換気などの準備をしてから投薬します。

- **第二段階**(早期てんかん重積状態，継続時間 30 ～ 60 分)
  ホスフェニトイン(ホストイン®)，フェノバルビタール(ノーベルバール®)，フェニトイン，ミダゾラム(ドルミカム®)，レベチラセタム(イーケプラ ®)(**表5**)
- **第三段階**(難治てんかん重積状態，継続時間 60 ～ 120 分)
  ミダゾラム(ドルミカム®)，プロポフォール(ディプリバン®)，チオペンタール(ラボナール®)，チアミラール(イソゾール®)など
  全身麻酔療法であるため，本項では割愛します。

表5 けいれん性てんかん重積状態に対して使用する抗てんかん薬(成人に対する使用量)

a：治療の第一段階で使用

薬品名	使用法	注意点
ジアゼパム(セルシン®)	5～10 mg を5 mg/ 分で静注。静脈路が確保できていないときにはジアゼパム注射液の注腸(10～30 mg)を検討。	・混濁するので溶解液には混ぜない。 ・注射液の注腸は保険適用外である。 ・ジアゼパム座薬は即効性がなく目の前のけいれんの制御には無効。 ・筋肉注射は効果発現まで個人差があるので勧められない。 ・呼吸抑制には十分に注意する必要がある。
ロラゼパム(ロラピタ®)	4 mg を 2 mg/ 分で静注。	・呼吸抑制には十分に注意する必要がある。

(文献 1 を参考に筆者作成)

b：治療の第二段階で使用

薬品名	使用法	注意点・特徴
フェニトイン(アレビアチン®)	5～20 mg/kg,50 mg/ 分以下で静注。	・薬液が強アルカリ性のため血管痛，血管障害，漏出などのリスクがある。 ・緩徐に静注する必要があり，心循環系障害への影響(低血圧，不整脈，徐脈など)もみられるため，投薬前に心電図を確認する。
ホスフェニトイン(ホストイン®)	22.5 mg/kg,150 mg/ 分以下で静注。	・ホスフェニトインは中性でありフェニトインのような副作用は少なく，早期に有効血中濃度に達する。 ・フェニトインに比べ薬価は高い。

フェノバルビタール（ノーベルバール®）	15～20 mg/kg, 100mg/ 分以下で静注。	・ジアゼパム後に使用すると呼吸抑制の頻度が増加する。
ミダゾラム（ドルミカム®）	0.1～0.3 mg/kg, 1 mg/ 分で静注，その後 0.05～0.4 mg/kg/ 時で持続静注。	・即効性で半減期は短く，呼吸抑制や循環障害を起こしづらい。 ・また，ジアゼパムやフェニトイン無効例にも有効性が報告されている。
レベチラセタム（イーケプラ®）	1,000～3,000 mg, 2～5 mg/kg/ 分で静注。	・第二段階の治療として有効だが，保険適用外となっている。 ・即効性があり呼吸抑制，循環への有害事象が少ない。

● ジアゼパム，フェニトインは混合に注意します。主薬を溶解させるためにアルコール類などの非水溶性溶媒を添加している場合があり，混合で混濁するためです。

てんかん

● 抗てんかん薬の開始は，基本的には 2 回以上発作が生じた際に検討しますが，患者背景を考慮し，発作に伴うリスクが大きい場合には，初回発作後から開始を検討してもよいとされています。

参考 ガイドラインによる初回発作時の抗てんかん薬の投与開始[1)]

「初回の非誘発性発作では，以下の場合を除き原則として抗てんかん薬の治療は開始しない。初回発作でも神経学的異常，脳波異常，脳画像病変ないしはてんかんの家族歴がある場合は再発率が高く治療開始を考慮する。患者の社会的状況，希望を考慮して初回発作後から治療開始してもよい。高齢者では初回発作後の再発率が高いので，初回発作後からの治療を考慮する」

● 抗てんかん薬は長期にわたり内服が必要とされるため，薬剤選択には発作型だけではなく忍容性を考慮します。

● ガイドラインでは，有害事象や催奇形性のリスクが少ないとされる新規抗てんかん薬が高齢者，合併症症例，女性に推奨されています[1)]。

【使用場面②：精神疾患の治療】

双極性障害

- 双極性障害における躁状態，うつ状態の治療や予防目的にバルプロ酸，カルバマゼピン，ラモトリギンなどが使用されることがあります。
- この場合，抗てんかん薬ではなく，気分安定薬とよばれます。
- 病相により使用薬剤が異なりますが，日本うつ病学会『気分障害の治療ガイドライン』においては，バルプロ酸とカルバマゼピンは躁病エピソード・維持療法に，ラモトリギンは抑うつエピソード・維持療法に使用することが推奨されています[5)]。

統合失調症

- 難治性統合失調症の治療に，ラモトリギンが抗精神病薬であるクロザピン（クロザリル®）と併用される場合があります[6)]。

【使用場面③：鎮痛薬】

神経障害性疼痛

- プレガバリン（リリカ®），ガバペンチンが神経障害性疼痛の治療薬として使用されます。帯状疱疹後神経痛，糖尿病性神経障害に伴う痛みやしびれ，脊髄損傷後疼痛，神経根症，脳卒中後疼痛に対し鎮痛効果が望めます[7)]。
- ミロガバリン（タリージェ®），プレガバリン，バルプロ酸，カルバマゼピン，クロナゼパム（リボトリール®）などはオピオイド抵抗性のがん性疼痛に対し，鎮痛補助薬として使用されることがあります[8)]。

三叉神経痛

- カルバマゼピン，ラモトリギンが使用されます[7)]。

偏頭痛

- 発作予防薬にバルプロ酸が使用されます[9)]。

口腔内灼熱症候群

- クロナゼパムが有効であったとの報告があります[7)]。

これさえ
できれば

- 抗てんかん薬はてんかんの治療だけではなく，精神疾患の治療，鎮痛薬としても使用されます。
- 使用する際には各薬剤のもつ薬物相互作用や有害事象を考慮し，患者背景を考慮した薬剤選択をします。緊急の対応を要するけいれん性てんかん重積状態の治療薬は，用量，使用法を覚えておきましょう。

文献

1）日本神経学会 監,「てんかん診療ガイドライン」作成委員会 編：てんかん診療ガイドライン 2018. 医学書院, 2018.

2）Zaidi A, et al: Misdiagnosis of epilepsy: many seizure-like attacks have a cardiovascular cause. J Am Coll Cardiol 2000; 36: 181-184.

3）厚生労働省：重篤副作用疾患別対応マニュアル　痙攣・てんかん. 平成 21 年 5 月. https://www.pmda.go.jp/files/000144881.pdf

4）Tomson T, et al: Comparative risk of major congenital malformations with eight different antiepileptic drugs: a prospective cohort study of the EURAP registry. Lancet Neurol 2018; 17: 530-538.

5）日本うつ病学会 気分障害の治療ガイドライン作成委員会：日本うつ病学会治療ガイドライン　Ⅰ. 双極性障害. 2020.
https://www.secretariat.ne.jp/jsmd/linkai/katsudou/data/guidline_sokyoku2020.pdf

6）日本神経精神薬理学会 編：統合失調症薬物治療ガイドライン. 医学書院, 2016.

7）日本ペインクリニック学会, 神経障害性疼痛薬物療法ガイドライン改訂版作成ワーキンググループ：神経障害性疼痛薬物療法ガイドライン 改訂第 2 版. 真興交易医書出版部, 2016.

8）特定非営利活動法人 日本緩和医療学会 ガイドライン統括委員会 編：がん疼痛の薬物療法に関するガイドライン(2020 年版). 金原出版, 2020.

9）日本神経学会, 日本頭痛学会, 日本神経治療学会 監：頭痛の診療ガイドライン 2021. 医学書院, 2021.

知っておきたい
最近の話題

意思決定支援・advance care planning（ACP）

- 意思決定支援は医療行為の一部です。
- 意志の形成・表明・実現支援が意思決定支援の主なプロセスです。
- 意思決定支援は包括的（横断的）に継続（縦断的に）する必要があります。
- 意思決定能力には支援者の能力も含まれます。
- 意思決定能力の評価は支援の具体化のために行います。
- 意思の推定を家族に一任してはいけません。

1．なぜ意思決定「支援」が必要なのか

- 医療行為の対象は患者本人であり，医療行為の決定には基本的には患者本人の同意・決定が必要です。ではなぜその「支援」が必要なのか。いくつか理由を挙げます。

○医学・疾患に関する情報・知識の量が膨大

意思決定の主体は患者本人ですが，決定に必要な医学的情報は膨大かつ複雑であり，一般市民やたとえ医療者であっても専門外であれば，その情報を，決定に必要な期間内に熟知することは現実的に困難です。

○意識の変動・意思決定能力の違い

意思決定に必要な患者本人の意識状態や認知機能そのものが疾患・全身状態によって変動し，かつ個人差があります。そのため，患者ごとに必要な配慮や工夫を行う必要があるのです。

○医学的情報だけでは決定できない

医学的に正しい情報さえあれば，意思決定はできると医療者は考えがちですが，医療行為は患者本人の人生・生活に影響するため，患者本人の社会的状況や価値観も含めなければ，より適切な意思決定にはなりません。

○完全な意思決定はできない

もし，どれだけ正しい情報をもっていたとしても（少なくとも現代の医学においては），選択の結果を完全に予見することはできません。だからこそ，可能な限り「完全」に近づける努力が，患者本人の満足や納得には必要です。

- 日常生活を送っているなかで，われわれが何か専門的なサービスを受ける際に，コストや効果・影響が大きいものであればあるほど，その決定においてサービスの提供者との相談が，選択の満足度にかかわるという体験をしているのではないでしょうか。
- 医学的知識の習得や医療行為の質の向上はもちろん必要ですが，医療者も医療というサービスの提供者である以上，そのサービスを受ける患者本人との相談（意思決定支援）を医療行為の一環として考えてほしいのです。

2. 意思決定支援・ACPとは

- advance care planning（ACP）は将来の変化に備え，将来の治療・療養について患者本人を主体に家族と医療従事者が継続的に話し合い，意思決定を支援するプロセスとされています[1]。
- 一般的な意思決定支援もACPの概念を内包し，中核の概念は同一です。
- では，意思決定支援とは何を指すのか，また行ううえでの注意点を整理します（**図1**）。

意思決定支援のプロセス

①意思形成支援
②意思表明支援
③意思実現支援

❶ 意思形成支援

(1)不快な症状・せん妄の緩和

- 不快な症状や集中力の低下は判断力を落とし，また不快な症状は気分や感情に影響を与えて，判断をゆがめてしまうこともあります。
- 意思決定を迫られる状況は往々にして，全身状態や症状が変化・悪化しているときであることも多いです。
- 常に患者本人の状態・症状に注意を払い，積極的な症状緩和・原因探索を継続することも，意思決定支援の1つです。

(2)本人が意思を形成するのに必要な情報が説明されているか

- たとえ患者本人がある選択を表明したとしても，ほかの選択肢の有無・それぞれの選択の内容を十分に理解・比較していないのであれば，それは適切な意思形成ではありません。

図1 意思決定支援の概要

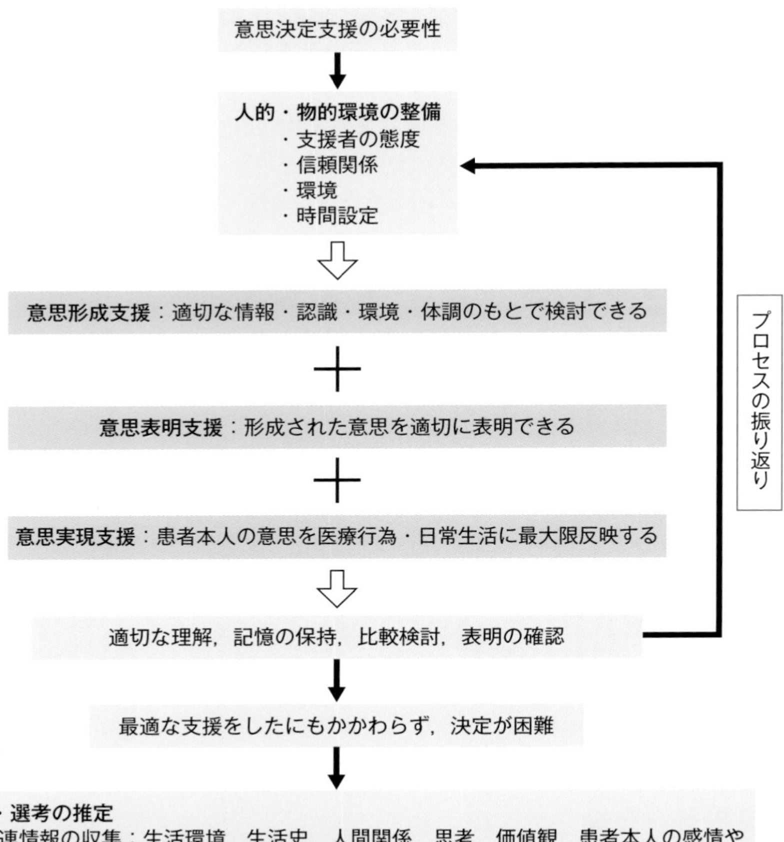
意思決定支援の必要性
人的・物的環境の整備
・支援者の態度
・信頼関係
・環境
・時間設定
意思形成支援：適切な情報・認識・環境・体調のもとで検討できる
意思表明支援：形成された意思を適切に表明できる
意思実現支援：患者本人の意思を医療行為・日常生活に最大限反映する
適切な理解，記憶の保持，比較検討，表明の確認
プロセスの振り返り
最適な支援をしたにもかかわらず，決定が困難
意思・選考の推定
・関連情報の収集：生活環境，生活史，人間関係，思考，価値観，患者本人の感情や価値観がうかがわれる行動に関する記録（事前指示）
・関連情報の評価（信頼性の評価）：根拠・情報の出自を明確にする
・患者本人をよく知る関係者による複合的な評価

例

- 自宅療養方法を検討する際に必要な，セルフケアやリスク
- 家族の意向
- 利用可能な社会資源の内容，費用，手続きなどの情報が与えられているかどうか

- また，「必要」な情報は人・状況によって差があるため，どんな情報が患者本人にとって重要かを確認・推測すべきです。
- 患者本人に直接確認したり，それまでの経過で患者本人が重要視してきたと思われることなどの情報を可能な限り集めながら，情報を提供します。

(3)必要な情報が，患者本人が理解しやすい形で提供されているかどうか

- もし正しい情報だとしても，患者本人が理解可能な形でなければ適切な提供ではありません。
- 一般的に専門用語や略語は避けるべきといわれていますが，それだけではなく，日常生活で使う言葉に置き換える，抽象的な表現よりは具体的な表現を意識することも重要です。

(4)患者本人が理解している事実認識に誤りがないか，確認する

- 臨床場面では時間的な制限もあり，1回の情報提供で事実認識が完全になることは難しいです。そのため，患者本人の認識の不足や誤解がないか，確認する必要があります。

注意 質問のしかたを考えよう

- 確認の際に「わかりましたか」,「何か質問はありますか」といった質問は患者本人が医療者に対して遠慮したり，不足している情報や必要な情報を患者本人が整理できず，有効な確認にならないことも多いです。
- そのため，現在置かれている状況や選択肢をどのように理解しているかを患者自身に話してもらうことも重要です。

> 例
> 今の説明・提案をきいて，今後どのようにしていく(なりそう)か，現時点でのイメージや想定を聞かせてもらっていいでしょうか。

- 情報の不足や誤解があれば，その情報に重点をおいて，情報提供を行います。

❷ 意思表明支援

(1)環境設定

- 話し合う問題や目標にもよりますが，自分の意向を他者に表明する場合に，その環境や相手との関係，同席者の有無などが関係することを日常で感じる方も多いでしょう。今後に重大な影響を与える意思決定においては，それが行われる環境にも留意する必要があります。

- まずは患者本人と支援者の関係が挙げられます。初対面の人間に重大な決断を迫られて，答えやすい人は多くないでしょう。医療者は日頃の診療・かかわりによって患者本人の信頼を得るように努力すべきであり，それによって意思決定支援者としての役割を担っているのです。
- ただし，特定の人物だけが患者本人の支援にあたることが必ずしも有効とはいえません。特定の相手だからこそ表明しにくいこと(主治医や選択の結果によっては影響を与える家族・関係者への遠慮など)，またその逆もありえ，面談の際の同席者においても，同様のことがいえます。
- 支援を行う場所も関係します。周囲の音や清潔さなど快適な環境を心がけることは当然です。それ以外にも，重要な話題を廊下で立ち話でしたいと思う人，また他人がいる病室で話したい人は少ないでしょう。
- 個人差もありますが，意思決定支援者は，患者本人の環境に関する意向を確認すべきです。それにより，患者本人もこれから重要な話し合いが始まることを予想し，面談の際の動揺が減る可能性もあります。

(2)時期や時間の設定

- 短い時間で重大な決断をすることは難しいですし，体調が悪いときに決定したいと思う人はいないでしょう。
- 緊急性の高さによっては少ない時間のなかで決定しなければいけないこともありますが，基本的には重大な決定をする際には，可能な限り時間をかけることが必要です。
- また，環境設定の際と同様に，事前に話し合いの場所や時間を患者本人と相談することで，本人の動揺を減らし，よりスムーズな意思決定につながることが期待されます。
- 不快な症状の積極的な緩和が重要であることは先に述べました。しかし，病態によっては緩和が難しいことや，限界・変動も存在します。意思決定支援者は，患者本人の全身状態や症状の推移に関する正確な見通しをもったうえで，最も症状・全身状態が良好と思われるタイミングで面談を予定すべきです。
- 今後，状態が悪化の一途と予想される場合には，意思決定も急ぐ必要が出てきます。ただし，急いで決める場合には，当然患者本人にも強い負担となるため，決定を急ぐ理由(決定を保留することのリスク，決定できない場合の対応方法)を明確に説明することも検討します。

(3)表明された意思の形成プロセスの確認

- 一度表明された患者本人の意思に関しても，それだけですぐに絶対的なものとして取り扱うのではなく，患者本人のそれまでの言動，生活状況，価値観などと整合性が取れない場合や，患者本人の表明に曖昧な部分が残る場合には，なぜその選択をしたのかを確認すべきです。

● もし患者本人が選択をしたプロセスを明確に説明できない場合には，支援者が意思決定のモデル・具体例になるように意思形成のプロセスを含めた選択肢の説明・提案も有効なことがあります。

> 例
> 　〜〜(それまでに患者本人が重要視していたと推測される目標)を最も重要な目標として考えるのであれば，××というデメリットはあるが，Aという選択，○○を最も重要な目標とするのであれば，△△というデメリットもあるが，Bという選択，があります。

❸ 意思実現支援

(1)意思を実現できるような手段を提供する

● 医療者にとって意思の実現支援で最も重要なことは，適切な医療行為の習得や利用可能な社会資源の導入や準備を行うなどの，いわゆる普段の臨床業務の質の向上といってよいでしょう。

● ただし，医療者は目標の実現には医療行為が最も重要と考えてしまうことも多いですが，患者本人，家族，知人，福祉関係者など，医療者以外にしかできないことも存在します。

● 特に病院以外の場面(自宅や施設)や生活支援においては，医療者以外の関係者・患者本人がより重要な役割を果たしています。医療者は自分たちができることだけで今後の目標や限界を決定せず，意思決定を支援する際には，患者本人の目標にかかわる，できるだけ多くの情報をもって支援すべきです。

(2)実体験を試みる

● 医療行為によっては一度施行すると，施行前の状況には戻れないもの(侵襲・機能変化の大きい治療)もありますが，すべての選択肢が取り返しのつかないものではありません。試験的に選択可能なことであれば，そのリスクやコストを説明したうえで，実際に一度体験することも，意思決定支援の1つといえます。

● その際，実際に選択した後に選び直せる選択肢や，方針を修正してもよいことを，説明しておくことも必要です。

(3)継続的・包括的に行う

- 患者本人の状況や状態が変化してその意向が変わることは自然なことです。支援者は患者本人の意思が基本的に変わるもの，むしろ状況に合わせて変えていくべきであることを前提に，支援にあたる必要があります。

Point
- **上記の意思決定支援のプロセスは一度行って完成するものではなく，本人の状況・状態を把握・予想しながら継続的に行っていくべきです。**

- 意思決定のプロセスを患者本人と 1 人の医療者だけで行うのは支援者の負担も大きく，かつ有効でないこともあります。患者本人にかかわる複数の立場の人間が包括的に患者本人を支援することも重要です。
- 患者本人の現状の認識の確認も，説明した医療者が患者本人に確認するよりは，ほかの人間(看護師など)が確認したほうが，患者本人の医療への遠慮を減らすことが期待できます。
- 同様に，意思を表明する相手によって，表明される内容に変化が起きることも多く，場合によっては主治医以外の人物に，患者本人の真意・本音が表出されることもあります。
- 家族がいる場合には，家族も意思決定支援者として重要な役割をもつことが多いですが，家族も意思決定支援への不安や負担を感じていることが多いものです。
- 医療者は家族に対しても，意思決定支援のプロセスを説明して情報を共有し,家族の意思決定支援を「支援」するように努めなければなりません。
- 上記のような継続的・包括的な支援によって，患者・医療者・家族間の関係性が構築され，問題の具体性・緊急性が高まった場合のスムーズな意思決定を可能にします。
- また，継続的・包括的な意思決定支援のために各支援者は患者本人・支援者間で行ったやりとりや，そこで表明された本人の意思・発言を，可能な限り正確に記録し，収集・整理しなければなりません。

3. 意思決定能力について

- 意思決定支援を行う際に話題に挙がりやすいのが，意思決定能力の話ではないでしょうか。
- Appelbaum ら[2)]によれば，意思決定能力とは事実を理解し，理解した情報の自身への影響を認識し，複数ある選択肢をそれぞれ論理的に比較・検討し，それを表明する一連の能力と定義されています。

- ただし，意思決定のプロセスは複雑であり，概念として整理されたとしても，それを正確に評価することは困難です。MacArthur Competence Assessment Tool for Treatment（MacCAT-T）[3]のような評価ツールも存在しますが，カットオフ値は設定されておらず，画一的な有無の定性評価は難しいです。

❶ 認知機能だけで，意志決定能力を規定してはいけない

- 意思決定能力と認知機能は関係するとされており[4]，特に高齢者においては，認知機能低下やせん妄などの意識障害は頻度も高く，意思決定の場面で問題になることが多いです。
- 意思決定能力を議論する際には，能力という患者本人に内在された要因の話題になりやすいですが，実際には外的な要因も関係します。

Point
- **例えば，これから決めなければならない問題が次の食事の内容なのか，それとも侵襲の大きい治療，住居や就労・進学先の選択といったものかによって，決定の難しさ・要求される意思決定能力に違いがあることは想像に難くないのではないでしょうか。**
- **つまり，意思決定能力は能力を発揮することが求められている問題・選択肢などの状況によっても，相対的に影響されるものなのです。**

- さらに広く解釈すれば，この「状況」には，問題・選択肢を本人に説明・提供する意思決定支援者の能力も含まれています。つまり，意思決定能力とは，決定すべき問題に対する本人と支援者の意思決定（支援）能力を合わせたものといえます。
- そのため，意思決定能力を本人の認知機能，特に診断名や認知機能検査の数字だけで判断はしてはなりません。

❷ 能力評価は支援のために行う

- 前述のように意思決定能力を画一的に定性評価することは困難であり，その能力に支援者の能力も含まれるとすれば，本人の能力評価は有無の定性より，意思決定支援に役立てるための定量として行うべきです。
- わが国でもガイドラインにて高齢者や認知機能低下がある場合でも，意思決定能力があることを前提に，本人の保たれている認知機能を活用・支援することが求められています[5]。

参考 認知機能の評価

- 認知機能は一般的にいわれる物忘れ(記銘力)の障害だけではなく，集中力(注意力)や論理的な思考(実行機能)，言語機能(失語)など複数の機能の総称であり，認知機能評価によって，低下している能力や保たれている能力を評価することが可能になります。
- また高齢者においては視力や聴覚が低下していることも多く，認知機能・感覚障害の種類・程度に合わせた対処が必要です(表1)。

表1 認知機能低下に合わせた支援方法

低下した認知機能の種類	支援方法
記銘力	意思形成に必要な情報を書面に残しながら，本人と面談を行う 本人に必要な情報を整理，要約して説明する
注意力	音や視覚的な情報が少なく集中しやすい環境で面談を行う 1回の面談で取り扱う話題を限定し，回数を分けて行う
実行機能	それぞれの選択肢のメリット・デメリットの比較やトレードオフの関係を書面などに整理する 医療者がいくつかの選択肢を選ぶ場合の意思形成のプロセスを，例・モデルとして提案する
失語・感覚障害	言語情報の処理も視覚的(文字)な情報と聴覚的(声)な情報で差があることもあり，情報を提供する際には保たれている種類の情報に重点を置く(図や表も検討する)

- そのため，精神科や心理職への相談時も，「意思決定可能かどうか」というよりは，「どうしたら，より患者本人の意思決定を支援できるかどうか」という内容のほうが，適切な意思決定につながることが期待できます。
- 認知機能評価を行った際も，せん妄の存在に注意し，引き続き全身状態と本人の認知機能の変化に注意を払い，一度の評価を絶対的なものと断定してはいけません。

4. 意思の推定とは

- 前述の意思決定支援のプロセスを行っても，本人の認知機能低下や意識障害が著しく回復が難しい場合や，意思決定に費やした時間が非常に短い場合などでは，明確な意思決定ができないことも起こりえます。
- 事前指示があっても，現実的には本人の状態・周囲の状況をすべて含めて想定しておくことは困難，かつできたとしても現実がそれと同一であることは少ないです。

- つまり，実際の状況になってから明確な意思決定ができない場合は，ほとんどのケースで意思の推定を行う必要があるといえます。

❶ 意思決定支援のプロセスが意思の推定に役立つ

- 意思の推定を行う際には，支援者は新たなプロセスの開始を考えるかもしれませんが，実際にはそれまでに行われた意思決定支援のなかでの本人の（断片的な）意向や言動，関係者から得られた本人の価値観や生活歴といった情報を収集・整理・統合し，本人だったらこの状況でどの選択をするかを推定することが，意思の推定であるといえます。
- もちろん，どの情報も断片的なものであるため，意思決定支援のプロセスと同様に，継続的・包括的に行っていく必要があり，短時間でこの作業を行うことは困難です。だからこそ ACP においては，事前に本人と支援者が意思決定のプロセスを継続的に行うことを重視しています。

❷ 意思の推定は家族だけが行うものではない

- ACP の議論のなかで本人が意思決定できなくなった場合の対応として，意思の推定を行う人物（家族など）を本人に決めてもらうことが推奨されることが多いです。
- 確かに終末期においては，意識障害によって本人の意思決定能力が低下していることは多く，意思の推定方法をより明確にしておくというメリットはあるかもしれませんが，注意すべき点もあります。
- 意思決定のプロセスは複雑で，医療者ですら迷うことの多い内容であり，経験や知識の少ない家族が単独でその作業を行うことは困難です。また，家族だからこそ，本人との関係が密接で，意思の推定を行う際に家族の利害が含まれてしまい，誰の意思なのかが曖昧になることも多いです。
- そのため，意思の推定を行う場合は，家族にも協力を仰ぐべきですが，一任するのではなく，医療者も参加しなければなりません。

Point ● ACP ＝代理決定者を決める作業と誤解してはいけません 。

❸ 意思の推定も難しい場合

- 上記のような意思の推定すら難しい場合や，医療者と家族の間で推定された内容に大きな乖離がある場合には，多職種での検討，臨床倫理の専門家への相談や倫理コンサルテーションを行います。

- なお，その際にもそれまでの意思決定支援・推定のプロセス・情報は必須であり，また引き続き，意思決定・意思の推定の可能性を検討し続けなければなりません。

5. 意思決定支援の大切さ

- 意思決定支援は，医療を受ける患者本人を尊重し，本人にとっての利益を最大化するための医療行為の一部です。
- 本人・医療者・家族にとって，負担やコストのかかる作業ではありますが，継続的・包括的に行うことで，意思決定の技術的・論理的な習熟，関係性の構築によるスムーズな意思決定，意思の推定の精度の向上など，患者本人・家族・医療者にとって大きな利益も得られる作業です。
- 意思決定支援という言葉は抽象的でイメージしにくい読者も多いかもしれませんが，かみ砕いて表現すると，意思決定支援とは「本人が本人らしく決めやすくすること」といえます。
- ここに記載したこと以外にも，支援者が本人を知り，本人が本人らしく決めやすくするような配慮すべてが，意思決定支援といえるでしょう。

これさえできれば

- 意思決定支援は医療行為の一環として考えよう。
- 不快な症状・せん妄を可能な限り緩和しよう。
- 患者本人，家族，医療者それぞれの意向・情報を記録して，共有しよう。

文献

1）厚生労働省：人生の最終段階における医療・ケアの決定プロセスに関するガイドライン．改訂 平成30年3月．https://www.mhlw.go.jp/file/04-Houdouhappyou-10802000-Iseikyoku-Shidouka/0000197701.pdf

2）Appelbaum PS, et al: Assessing patients' capacities to consent to treatment. N Engl J Med 1988; 319: 1635-1638.

3）Grisso T, et al: The MacCAT-T: a clinical tool to assess patients' capacities to make treatment decisions. Psychiatr Serv 1997; 48: 1415-1459.

4）Palmer BW, et al: The association of specific neuropsychological deficits with capacity to consent to research or treatment. J Int Neuropsychol Soc 2007; 13: 1047-1059.

5）厚生労働省：認知症の人の日常生活・社会生活における意思決定支援ガイドライン．平成30年6月．https://www.mhlw.go.jp/file/06-Seisakujouhou-12300000-Roukenkyoku/0000212396.pdf

子どもの精神症状・疾患，虐待への対応

子どもの精神症状・疾患への対応

- 子どもの精神症状・疾患は，発達段階によって，**認めやすいもの**が変化し，**非定型的な症状や経過**をたどることも多いので，**診断を焦らず**，さまざまな病態像を推測し，慎重に経過をみていきます。
- **地域の関係機関と連携し，**子どもの訴えをよく聴き，家族関係や取りまく環境も含めて総合的にアセスメントを行います。
- 治療は，家族や関係機関を含めた**心理・社会的なアプローチ**から考え，薬を使うのは必要最小限にします。
- 思春期特有のこころの状態・変化について知っておきましょう。
- 子どもの心身症や自傷行為にも対応できるようにしておきましょう。
- 子どものこころの診療で使われる，小児に適応のある向精神薬を知っておきましょう。

1．子どもの発達段階と精神症状・疾患

- 診断は焦らず，さまざまな視点で丁寧にアセスメントを行うことが重要です。
- 子どもの精神症状・疾患は，発達段階ごとにみられやすいものや特徴が変化します。
- **図1** に，児童青年期にみられる代表的な精神疾患の好発時期を示します。ただし，神経発達症のように非定型的な症状や経過をたどる場合も多いので，診断を焦らず，さまざまな病態像の可能性を念頭に置き，慎重に経過をみていくことが重要です。

注意 ▶ **未診断の神経発達症の存在を疑う**

軽度や境界レベルの神経発達症は，成人になっても見過ごされることがあります。また，多少不適応行動があったとしても障害受容ができていない場合，見過ごされるケースも多くあります。幼児や児童だけでなく，思春期～成人期でも常に未診断の神経発達症の存在を疑う視点が大事です。

図1 各精神疾患の好発時期

精神疾患には好発する時期があるので，病態を考える際に念頭に置く必要があります。ただし，自閉スペクトラム症や注意・欠如多動症などの神経発達症の特性は，通常乳幼児期に顕在化しますが，生活上の困難さを認め医療につながるのは，それ以後になる場合も多いです。思春期以降に精神医学的な問題で受診した場合，未診断の神経発達症に基づく不適応が関係している可能性も考えましょう。

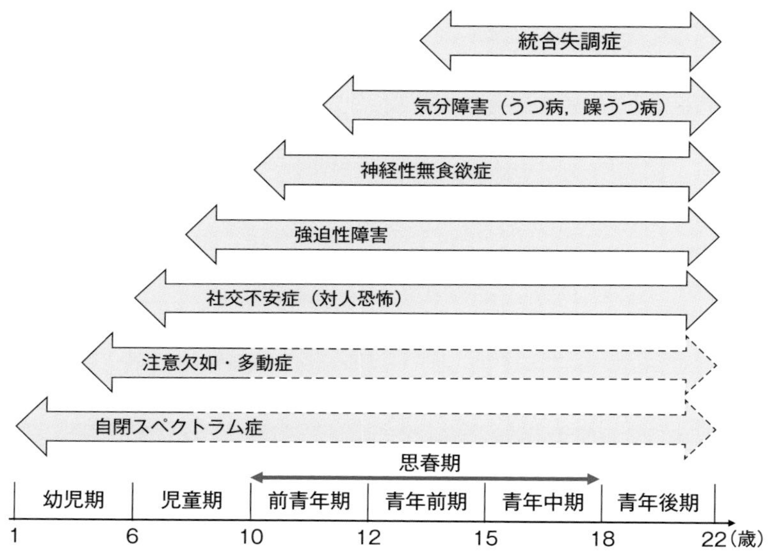

2. 子どものこころの診療のポイント

①子どもの訴えを丁寧に聴く。
②診断を焦らない。
③まずは，心理・社会的なアプローチを考える。
④薬は，子どもの病状とニーズに応じて，慎重に投与する。

❶ 子どもの訴えを丁寧に聴く

- 子どもは，大人に比べて言語化能力が十分に発達していません。まずは，**子どもの訴えに耳を傾け**，その内容や反応を丁寧にアセスメントするところから始めましょう。
- 常に子どもの気もちに関心をもちつつ，表情や態度，身体面，家族の訴え，取りまく環境などから全体像をとらえ，**総合的にアセスメント**していきます。

● 診察室内の面接だけでは情報が不足する場合も多いので，ソーシャルワーカーなどを活用し，**地域の関係機関と連携して**，情報収集に努めましょう。

❷ 診断を焦らない

● 子どもは，**症状や経過が多彩で非定型**なことが多く，また年齢によっても病状が変化します。複数の障害をもつ子どももいます。そのため，**一概に診断を決めつけようとするのではなく**，さまざまな可能性を考え慎重に経過をみていくことが重要です。

● うつや統合失調症を疑う所見や，過量服薬や自殺企図などの深刻な状況がある場合は，早めに専門家（精神科や児童精神科）への紹介を検討しましょう。

❸ まずは心理・社会的なアプローチを考える

● 治療としては，問題の経過や全体像をとらえる取り組みを続けながら，**心理・社会的なアプローチから開始する**ことを考えます。

● 子どもに対してだけではなく，家族，そして学校をはじめとする地域の関係機関との連携による環境整備を含めた，総合的な治療・支援を考えます。

❹ 薬の処方は慎重に行う

● 緊急時や特定の場合を除いて，**いきなり薬物治療から始めるという安易な選択はとらない**よう心がけましょう。

● 薬を処方する場合は，適応を十分に検討し，有害事象の確認を行いながら，必要最低限で短期間使用にとどめましょう。

● 後述の「子どものこころの診療における向精神薬」（→ p164）で説明していますので，そちらも参考にしてください。

3. 思春期のこころのケア

● 思春期とは，10 ～ 17 歳頃の**第二次性徴期**を指し，一般に身体的，特に**性的な成熟**を意味します。青年期は，そのような身体的な急激な変化・成長に対処しながら，**心理・社会的に発達していく過程**を指し，その後成人期に移行します。

● 「思春期危機」という言葉があるように，思春期は**心理的に不安定になりやすく**，人間関係でも深く悩みやすい時期です。

- 本人だけでなく，家族や学校の教職員など**周りからも情報収集**をすることが重要で，いつもの様子と違う，人が違ったようにみえることがある，体調不良が多くなったなど，少しでも変化があれば，こころの問題が起き始めた時期に何か**生活面・環境面で変化がなかったか**どうか確認しましょう。
- 情報収集する際には，既往症・過去のトラウマ体験の有無などの生育状況や，家庭環境や家庭外の活動など，環境面の変化の有無，希死念慮の有無などの情報を収集しましょう。
- 対応の基本としては，規則正しい生活のなか，**安心して休める環境を提供**すること，進路など重要な決断をしなければならないときは，家族や学校，地域の支援者など，**信頼できる大人に相談できるようにする**ことなどです。

4. 子どもの自傷・自殺

- 子どもが自傷行為をしていることを知ったときや，対応にあたるときのポイントや注意点を理解しておきましょう。
- 自傷行為の経験は，10 歳代のおよそ 10 人に 1 人はあると考えられており，決して珍しいことではありません。
- 自傷行為を反復する過程でエスカレートしていくことがあり，過量服薬や他の方法による自殺行動を併発することもあります。
- 自傷行為自体は非致死性のものですが，**長期的には自殺を予測する重要なリスク因子**となります。

❶ 自傷行為の意図

- 自傷行為の意図として最も多いのは，怒りや不安，孤独感などの不快感情を緩和することです。
- 基本的には他人にみられないよう隠れて行う，**孤独な対処法**です。

注意 安易に「アピール目的」と考えない。

❷ 自殺のサイン

- 自殺のサインとして，以下のものが考えられますので，覚えておくとよいでしょう。

- 自殺のほのめかし：死にたい，消えてしまいたい，遠くへ行きたいなど訴える。
- 自殺の準備をする，遺書を書く。
- 周囲の人に別れやお礼を告げ，大切な物を渡す。
- 身の回りの物を整理する。
- 最近の喪失体験：重要な人の最近の自殺など。
- 自己破壊的・衝動的な行動：行動，性格，身なりの突然の変化，無茶な行動，家出，怪我を繰り返す傾向。

❸ 初期対応のポイント

- **冷静な態度で，あくまでも医学的に対応**し，必要な傷口の処置を行います。
- 自殺の危険に気づいたときの対応に関して，**TALKの原則**が知られています。

- TELL：言葉に出して心配していることを伝えます。告白は回復のはじまりと考えられ，重要な告白に感謝し，傾聴します。
- ASK：「死にたい」という気持ち，「つらさ」の原因について，率直に尋ねます。
- LISTEN：まずは絶望的な気持ちを**共感的な態度で**傾聴します。安易な助言，励まし，説得はしません。自傷行為の理由や是非を問い詰めたり，注意・叱責することは，本人を余計に追い込むことにつながります。一方で，援助者の感情的で大げさな反応は，自傷行為を強化する危険性があります。
- KEEP SAFE：安全を確保し，次に会う（連絡をとる）予定を決めます。**「自傷行為はあくまで一時しのぎであって，問題の根本的な解決策ではない」ことを伝えて**，自殺をしない約束を交わしますが，頭ごなしにはならないよう気を付けましょう。確実に専門的なケア・社会資源につなげましょう。専門家に相談するかどうか，どのように進めるか，まず周りの人が相談に行き，1人で抱え込まないようにします。

5. 子どもの身体愁訴，心身症

- 子どもは年齢が低いほど心身が未分化で，ストレス耐性も低いため，心理的·社会的な要因で「身体化」しやすい特徴があり，心身症をよく認めます。
- 各発達段階において，よく認める心身症としては，幼児期には，周期性嘔吐症，遺尿，緘黙，吃音など，児童期には反復性腹痛，起立性調節障害，チックなどがあり，青年期には過敏性腸症候群，過換気症候群，摂食障害などが挙げられます。気管支喘息やアトピー性皮膚炎はどの時期にもみられます。
- 身体愁訴を主訴とする場合，身体疾患に起因するか精神疾患に起因するかを明確に区別することが容易でない場合もあります。

❶ 子どもの心身症への対応・治療

- こころに原因を求めると，親はしばしば「気持ちの問題だ」，「精神力で乗り越えろ」と叱責してしまいます。そこで，“こころの病気”ではなく，**生体反応**として説明します。
- **からだとこころをそれぞれ健やかにする**ことを考えましょう。具体的には，身体症状に対しては，可能な対処療法を行い，対処法を考えます。精神的には，まず親子の不安を和らげることを優先します。

参考
- **身体愁訴，心身症で登校しにくくなる子どもは大勢います。中高生になると，治療と学業を両立させるのが難しい場合もあります。このような場合，本人や家族は無理をしてでも登校しようとすることがありますが，かえって状況を悪化させることもあります。**
- **まずは適切な休養と治療を促し，学業に関しては，学校と連携しながら検討するようにします。学校と連携する際には，保健主事や養護教諭など，保健担当の教職員と連携するとよいでしょう。**

6. 子どものこころの診療における向精神薬

- 子どもでは安易に薬物投与せず，適応を十分検討し，使用したとしても有害事象のモニターを頻回に行いながら，必要最小限をごく短期使用にとどめましょう。
- **表1** に，子どものこころの診療でよく使用される，現在日本で小児に適応のある向精神薬を示します。

表1 子どものこころの診療で使用される小児適応のある向精神薬

薬剤分類	適応疾患・症状	薬剤名	適応年齢	主な副作用
ADHD治療薬	注意欠如・多動症（ADHD）	アトモキセチン（ストラテラ®）	6～17歳，18歳以上	悪心，食欲減退，傾眠，頭痛など
		グアンファシン（インチュニブ®）	6～17歳，18歳以上	傾眠，めまい，低血圧，徐脈など
		メチルフェニデート（コンサータ®）	6～17歳，18歳以上	食欲減退，体重減少，不眠など
		リスデキサンフェタミン（ビバンセ®）	6～17歳	食欲減退，体重減少，不眠など
抗精神病薬	小児期の自閉スペクトラム症に伴う易刺激性	リスペリドン（リスパダール®）	5～17歳	錐体外路症状，高プロラクチン血症など
		アリピプラゾール（エビリファイ®）	6～17歳	アカシジア，不眠，傾眠など
	統合失調症	ブロナンセリン（ロナセン®）	12歳以上	錐体外路症状，アカシジアなど
睡眠薬	小児期の神経発達症に伴う入眠困難	メラトニン（メラトベル®）	6～15歳	傾眠，頭痛など

- 精神科薬物療法は，成人同様，子どもにとっても精神症状を改善させる重要な治療方法の1つですが，薬の治験において小児はしばしば対象から除外されます。そのため多くの向精神薬の添付文書には「小児に対する有効性と安全性は確立していない」と書かれています。実際に使用する際には，最新の情報に基づいて慎重に処方しましょう。
- 子どもと成人の間には，薬物動態学および薬力学的なさまざまな差異があるので，ごく少量投与から開始し，頻回に慎重に薬物の効果や有害事象の判定を行い，徐々に増量するべきです。

注意 ①**抗うつ薬について：**抗うつ薬の投与により，青年期の患者で，自殺念慮，自殺企図のリスクが増加することが知られています。抗うつ薬の投与にあたっては，まずは心理社会的支援を実施し，必要に応じてリスクとベネフィットを考慮し薬物療法を検討するという基本的な治療姿勢が重要です。

②**抗不安薬・睡眠薬について：**ベンゾジアゼピン系薬剤は，子どもでは依存性や認知機能低下や脱抑制などをきたしやすいことから，安易な使用は避けましょう。

これさえできれば

- 心理・社会的なアプローチを考えるときは，家族や各関係機関のキーパーソンをみつけることが大事です。
- 子どもの発達や治療に責任をもって現実的かつ受容的な対応ができる家族や医療に理解のある支援者が治療を円滑に進めるためには不可欠です。
- たとえば学校との連携を図る場合，クラスの担任は必ずしも医療に詳しいとは限りません。そのため，担任だけでなく養護教諭や特別支援教育コーディネーターなど，医療や神経発達症にある程度理解がある教職員と連携することが大事です。また，学校環境のマネジメントになると，校長や副校長，教頭などの管理職者とのかかわりも大事です。医療と学校の連携がうまくいかない場合は，校内連携がうまくいっているかどうかを，しっかり見極めることが大事です。

児童虐待への対応

- 児童虐待の分類やリスク因子について理解しておく。
- 虐待の可能性を疑わせる特徴的な所見を知っておくことで，見逃し防止に役立つ。
- 児童虐待の疑いがあると判断したら，児童福祉法第25条に基づき，福祉事務所もしくは児童相談所に通告しなければならない。

1．児童虐待とは

- 児童虐待とは，保護者が子どもの心身を傷つけ，子どもの健全な成長・発達を阻害することをいいます。身体的虐待，性的虐待，ネグレクト，心理的虐待の4つに分類されることが多いです。
- 児童相談所が対応した全国の児童虐待相談件数は年々増加傾向にあり，令和2年度には，初めて年間20万件を超えました。

2. 通告義務

- 児童虐待の疑いがあると判断したら，児童福祉法第25条に基づいて，**福祉事務所もしくは児童相談所に通告**しなければなりません。これは守秘義務よりも優先されます。
- 通告は子どもの同意を得ずに行うことが可能です。また，原則として通告前の親への同意や通告の告知も必要ありません。
- 通告を迷う事例の場合もあるので，必ず所属機関の上級医などと情報共有し，病院で採用している虐待チェックリストを利用するのもよいでしょう。

3. リスク要因

- 虐待に至るおそれのあるリスク要因を保護者・子ども・養育環境の側面から把握し，早期に適切な支援につなげ，虐待の防止に努めていくことが重要です。

❶ 保護者側のリスク要因

- 望まない妊娠，若年の妊娠。
- マタニティーブルーズ，産後うつ病。
- 精神障害，知的障害，アルコール依存，薬物依存，被虐待歴　など。

❷ 子ども側のリスク要因

- 乳児期，未熟児，障害児，育てにくさ　など。

❸ 養育環境のリスク要因

- 経済的に不安定，孤立家庭，ひとり親家庭，転居を繰り返す家庭。
- 内縁者や同居人がいる家庭，子ども連れの再婚家庭　など。

4. 児童虐待が疑わしい所見

- 子どもや保護者の状態や様子には，児童虐待の可能性を疑わせるいろいろな所見があります。それらを知っておき，意識しておくと，見逃しを防ぐことに役立ちます。

- **表2** に，身体的虐待を疑う子どもの身体所見をまとめました。身体的虐待は，周囲からわかりやすく発見しやすい場合もありますが，洋服の下の見えない部分だけに暴行を加える場合もあるので，注意を要します。
- **表3** に，ネグレクトを疑う所見をまとめました。ネグレクトとは，保護者が子どもに必要な世話や配慮およびその義務を怠ることで，具体的には，家に閉じ込める，食事を与えない，ひどく不潔にする，車の中に放置する，重い病気になっても病院に連れていかない，などが該当します。身体的虐待と同様，子どもの生命と心身の発育・発達を脅かし，死に至るケースもあります。

表2 身体的虐待を疑う子どもの身体所見

項目		所見	
皮膚損傷	挫傷	手形・物の形	多発性，新旧混在，不自然な分布，感染合併
	熱傷	辺縁明瞭で深い	
頭部損傷	頭蓋内出血	硬膜下血腫，新旧血腫の併存	
	頭蓋骨骨折	多発性，両側性，骨折線離開，頭頂部陥没	
骨折	部位	骨幹端骨折，肋骨・棘突起骨折，胸骨骨折，肩甲骨骨折	
	形態	らせん状骨折，鉛管骨折	
	年齢	2歳未満	

参考：厚生労働科学研究費補助金子ども家庭総合研究事業「子どもの心の診療に関する診療体制確保，専門的人材育成に関する研究」分担研究　虐待対応連携における医療機関の役割(予防，医学的アセスメントなど)に関する研究 編：一般医療機関における子ども虐待初期対応ガイド．
https://www.ncchd.go.jp/kokoro/medical/pdf/03_h20-22guide_2.pdf

表3 ネグレクトを疑う所見

	所見
食事	ガツガツと食べる，盗み食い
身体	極度のやせや肥満，栄養失調，顔色不良，易感染性
情緒	無気力，好奇心や意欲の欠如，愛情への渇望と執着，攻撃性
口腔	多数の未処置のう歯，歯肉の腫脹，口臭
衣服	不衛生，不適切な衣服
生活	親の生活リズムに合わせた子どもの生活リズムの変調
安全	けがや事故の反復，置き去り・放置
医療	検診や予防接種の未受診，適切な医療を受けさせない
学校	就学・登校させない，学力低下

参考：大阪府，編：医療機関(医科・歯科)における子ども虐待予防・早期発見・初期対応の視点－妊娠期から乳幼児期の連携を中心に－　改訂版．大阪府健康医療部保健医療室地域保健課，平成30年3月．

- 性的虐待は，暴力や脅しで口止めされているケースも少なくなく，本人が告白するか，家族が気づかないとなかなか顕在化しません。また開始年齢が早いと，子どもは性的虐待だと理解できないこともあり，虐待のなかで最も発見が難しいといわれています。
- 心理的虐待とは，言葉による脅し，無視，きょうだい間での激しい差別，子どもの面前での家庭内暴力などにより，子どもに強い精神的苦痛を与えることをいいます。心理的虐待はすべての虐待の背景に存在するもので，虐待が深刻化する前に，家庭機能や親子の関係性について着目することが，早期発見・援助につながります。

- 自施設の虐待チェックリストを確認しておこう！
- 児童虐待の疑いに気づく！
- 疑いがあると判断したら通告！

文献

1）日本総合病院精神医学会 児童・青年期委員会 編：子どものこころの診療ハンドブック（日本総合病院精神医学会治療指針 7）．星和書店，東京，2016.
2）日本精神神経学会 小児精神医療委員会 監，齊藤万比古 ほか 編：臨床医のための小児精神医療入門．医学書院，東京，2014.
3）中村和彦 編：児童・青年期精神疾患の薬物治療ガイドライン．じほう，東京，2018.

退院支援・社会復帰支援

- 患者目線に立って全人的な理解につながるアセスメントを行いましょう。
- 支援は医師一人で行えるものではありません。チーム医療で目標を達成しましょう。
- 社会福祉資源は多岐にわたります。患者や家族が利用できる社会資源の知識を確認し，適切な相談窓口へ連携できるように備えましょう。

1. 退院支援および社会復帰支援

- 病気や障害を抱えた人のなかには，退院後に安全な自宅療養を送ろうと思っても，経済的な問題やマンパワーの問題など，さまざまな問題を抱えている人もいます。患者や家族の状況，自宅環境などを考慮しながら，地域連携や社会資源の活用などでその問題を打ち消し，患者が安心して自宅療養を送れるように支援することが，退院支援および社会復帰支援です。
- また，精神疾患は治癒までに至らず，病気や障害と長く付き合っていかざるをえないことも多くみられます。そのため，精神医療では症状改善だけではなく，患者のリカバリーやその人らしい生活や人生への支援が医療の目的となることが多いです。

Point
- **支援を計画する際には，精神疾患は自分や身近な人など誰もが経験しうるものであり，障害の程度にかかわらず，困りごとなどを抱えていたとしても，誰もが安心して自分らしく暮らすことが求められていることへの理解が必要です。**

2. 支援のためのアセスメント

- 支援は一方的に患者や家族に与えられるものではなく，支援する側とされる側を飛び越えて，相互にかかわるなかで多様な形で展開されます。計画は個別性をもって行われるため，患者を理解するためのアセスメントが重要です。
- アセスメントの際には**表1** のような基本項目を確認し，生活者として患者を全人的に理解するようにします。

表1 支援計画に必要な患者の基本情報

- 精神疾患名および精神症状，今後の病状予測
- 併存身体疾患
- 退院後必要な医療管理情報（内服管理やインスリン療法の有無など）
- 日常生活動作（食事，移動，排泄，清潔，意思伝達）
- 家族構成（キーパーソンは誰かも含めて）
- 住まいの状況（単身，同居，施設，段差の有無など設備面も）
- 介護力
- 経済状況（就労，家族からの支援，障害年金，生活保護など）
- 日中の活動の様子
- すでに利用している社会資源の状況（精神障害者保健福祉手帳，障害年金，障害福祉サービス，自立支援医療，デイケア，就労支援，訪問看護，自助グループなど）

図1 退院支援フロー

入院 → 退院 → 退院後

スクリーニングとアセスメント	問題の明確化と目標の共有	退院前カンファレンスの実施	社会資源の調整	退院後モニタリング。外来での継続支援

- 退院支援や社会復帰のためのアセスメントや支援は，治療開始より始まります。入院の際には，例えば**図1** のようにステップを意識しながら進めていきます。
- 担当医には疾患名と現在の精神症状，今後病状がどのような経過をたどることが予測されるのか，治療方針や治療目標はどう考えているかを患者本人や家族，退院後にかかわる関係者と情報を共有していくことが望まれます。
- また，支援を進めていくうえで，患者本人や家族は今の状態をどう受け止めているのか，今後の療養生活に対してどのように考えているのか，何か心配や不安を抱えていないかと，患者本人や家族の目線からの認識を確認し，寄り添うことも大切にしてください。

注意
- **医療者の目線と患者の目線は違うかもしれません。「自立」，「社会復帰」，「適度」といった言葉を，それぞれどのようにイメージして用いているかにも注意が必要です。**

- 本人たちがあまりイメージできていないまま計画が進んでいってしまうこともあります。患者や家族の希望を叶えるために支援があることを心に留めておいてください。

参考 患者や家族の考え

- 薬をやめたい，就労したい，結婚したい，子どもをもちたい，旅行がしたい，人に迷惑をかけたくない，人に頼りたくない，などさまざまな考えをもっています。

3. チーム医療で患者を支える / チームアプローチを促進する

- 精神医療の目標が症状改善だけであれば，診断や処方を検討し，場合によっては精神科医１人で足りるのかもしれません。しかし，目標をその人らしい生活や人生の支援として，退院支援および社会復帰支援までとするのであれば，とても精神科医１人で達成できるものではありません。
- リカバリーや社会復帰まで考えたときには，多くの職種が協働して患者や家族にアプローチするチーム医療が必要になります。他職種と協働し患者や家族の希望を叶えていく必要があり，そのためには日頃からの「顔の見える連携」が重要です。

参考 他職種連携

- 医療機関：看護師，医療ソーシャルワーカーおよび精神保健福祉士，薬剤師，栄養士　など
- 地域：訪問看護師，行政保健師，外来担当医師，相談支援専門員，ケアマネジャー，民生委員　など

4. 知っておきたい社会福祉制度

- 患者や家族の生活を支えるために，多くの場合，保健医療福祉サービスを利用することが必要となります。支援に際しては，下記のような患者や家族が利用できる社会資源を知っておくことが重要です。

❶ 精神障害者保健福祉手帳

- 精神障害をもつ人が，審査の結果，「一定の障害がある」と証明されると手帳が発行されます。この手帳をもつことで，程度に応じて税金の控除，生活保護の障害者加算などの支援や，自治体ごとに施策されたサービスを受けられるようになります。

- 取得には診断書の作成が必要です。ただし，初診日から６カ月目以降でないと手続きはできないので，注意が必要です。

❷ 障害者総合支援法に基づく障害福祉サービス（図2）

- 障害者総合支援法に規定され，「自立支援給付」と「地域生活支援事業」で構成されています。
- サービスの利用を希望する場合は，市区町村へ申請書を提出し，障害支援区分の認定を受けます。区分は利用者への聴き取りに調査に基づいた一次判定と，医師意見書など個別事情を考慮した二次判定を経て認定されます。
- その後，利用者は「サービス等利用計画案」を相談支援事業者に依頼して作成し，市区町村に提出します。
- 提出された計画に基づき支給決定が行われ，サービス担当者会議（ケア会議）を経て計画が確定し，サービスの利用が開始されます。
- サービスには例えば**表2** のようなものがあります。

❸ 生活保護制度

- 病気やケガなどで働けなくなったり，高齢や障害のために生活に困ったりしたときに，困窮の程度に応じて最低限度の暮らしを保証する制度です。

図2 障害者総合支援法に基づく障害福祉サービス

自立支援給付

介護給付
- 居宅介護（ホームヘルプ）
- 重度訪問介護
- 同行援護
- 行動援護
- 療養介護（医療に係るものを除く）
- 生活介護
- 短期入所
- 重度障害者等包括支援
- 施設入所支援

相談支援
- 基本相談支援
- 計画相談支援
- 地域相談支援

訓練等給付
- 自立訓練
- 就労移行支援
- 就労継続支援
- 就労定着支援
- 自立生活援助
- 共同生活援助（グループホーム）

自立支援医療
- 更生医療
- 育成医療
- 精神通院医療

補装具

地域生活支援事業
- 福祉ホーム
- 成年後見制度利用支援
- 地域活動支援センター機能強化
- 日常生活用具の給付または貸与
- 意思疎通支援
- 移動支援
- 自発的活動支援
- 福祉ホーム
- その他の日常生活または社会生活支援

など

表2 障害者総合支援法に基づく障害福祉サービスの例

サービス		内容
介護給付	居宅介護（ホームヘルプ）	ホームヘルパーが，自宅を訪問して，入浴，排泄，食事等の介護，調理，洗濯，掃除などの家事，生活などに関する相談や助言など，生活全般にわたる援助を行います。
	短期入所（ショートステイ）	自宅で介護を行っている方が病気などの理由により介護を行うことができない場合に，障害のある方に障害者支援施設や児童福祉施設等に短期間入所してもらい，入浴，排泄，食事のほか，必要な介護を行います。
訓練等給付	自立訓練（生活訓練）	施設や居宅などで入浴，排泄，食事などに関する自立した日常生活を営むために必要な訓練，生活などに関する相談および助言など地域生活を送るうえで身につけなくてはならない基本的なことを中心に訓練を行い，地域生活への移行を支援します。
	就労移行支援	就労に必要な知識や能力の向上のために必要な訓練，就労に関する相談や支援を行い，一般就労に必要な知識・能力を養い，本人の適性に見合った職場への就労と定着を目指します。
	就労継続支援Ａ型（雇用型）	企業などに就労することが困難な障害のある方に対して，雇用契約に基づく生産活動の機会の提供，知識および能力の向上のために必要な訓練などを行います。
	就労継続支援Ｂ型（非雇用型）	通常の事業所に雇用されることが困難な就労経験のある障害のある方に対し，生産活動などの機会の提供，知識および能力の向上のために必要な訓練などを行います。
	共同生活援助（グループホーム）	共同生活を行う住居で，相談や日常生活上の援助を行います。
自立支援医療（精神通院医療）		精神疾患を有し通院による精神医療が継続的に必要な場合に，医療費の自己負担額を軽減する公費負担医療制度です。自立支援医療では，指定医療機関において医療を受ける必要があります。
相談支援	地域移行支援	障害者支援施設などに入所している人や精神科病院に入院している人など，地域における生活に移行するために重点的に支援を必要としている人に対して，住居の確保などの地域生活に移行するための相談や必要な支援を行います。入院の場合は原則入院期間が１年以上の人が対象です。
地域生活支援事業	地域活動支援センター	創作的活動または生産活動の機会の提供，社会との交流の促進を行う施設です。
	福祉ホーム	住居を求める障害者に対し低額な料金で居室，その他の設備や日常生活に必要なサービスを提供する施設です。

- 生活保護の相談と申請は，居住地の福祉事務所で行います。
- 生活保護は世帯単位で実施され，世帯全員が利用できる資産，能力などを活用することが前提であり，扶養義務者の扶養が生活保護法による保護に優先されます。そのうえで，世帯の収入と生活保護基準で計算され

る最低生活費を比較して，収入が生活費に満たない場合に保護が適用されます。

- 最低生活費は生活扶助費，住宅扶助費，教育扶助費，介護扶助費，医療扶助費などが，世帯の状況に応じて算定されます。
- 医療扶助は健康保険に準じた治療が現物給付されるとともに，通院のための移送費などとなりますが，原則として，生活保護法指定医療機関での受診に限られます。

❹ 障害年金

- 公的年金の加入者が病気やケガによって心身に障害をもつこととなったときに，日常生活や就労の面で困った場合に受け取る年金です。
- 障害認定日は，初診日から1年6カ月経過した日となるため，初診日の確認が大切です。
- 初診日が20歳前になる場合は，国民年金の加入義務が生じる前であるため，保険料納付要件を問われずに障害年金を受給することができます。ただし，初診日が20歳前であっても，その際に厚生年金に加入していれば，受給のための要件は通常通りとなります。
- 障害年金は5年間さかのぼって請求することができます。それ以前に受給できる権利が発生していても，その権利は時効により失われます。
- また，障害認定日の時点では障害の状態が軽くて該当しなかったとしても，その後障害の状態が重くなった場合には，事後重症での申請が可能となります。

Point **年金制度は複雑な部分も多いので，医療ソーシャルワーカーや年金事務所，国民年金窓口で相談し進めるとよいでしょう。**

- また，2022年4月の民法改正により成人年齢が18歳へと引き下げられましたが，国民年金の加入義務は20歳で維持されますので，年金制度は現行のままで，変更はありません。

❺ 日常生活自立支援事業

- 認知症高齢者，知的障害者，精神障害者などのうち，判断能力が不十分な人が地域において自立した生活を送ることができるように，地域の社会福祉協議会が福祉サービスの利用援助などを行う仕組みです。
- サービス内容として，福祉サービス利用の援助や預貯金出し入れ，通帳などの保管など，金銭管理の援助などがあります。

- 利用にあたっては，実施主体（社会福祉協議会）が定める利用料が生じます。

❻ 介護保険サービス

- 65 歳以上で要介護認定を受けた人と，40 歳上で公的医療保険に加入しており，特定疾病をもち，要介護認定を受けた人は介護保険制度を利用できます。
- 要介護認定は要介護，要支援，非該当の 3 類型に分類され，要介護状態は 1 ～ 5，要支援状態は 1 ～ 2 に分けられ，数字が大きいほど介護の手間がかかると判定されています。
- 介護が必要となったり，介護サービス利用を検討したりする際は，市区町村の介護保険担当窓口や地域包括支援センターに相談し，申請を行います。
- 申請の際にはかかりつけ医に対し，主治医意見書が求められます。
- 区分が認定されれば，程度に応じて居宅介護支援事業者や地域包括支援センターのケアマネジャーが，利用者や家族と相談しながらケアプランを作成します。
- 利用者はケアプランに基づきサービス事業所と契約を結び，サービスの利用を開始します。
- 利用にあたっての自己負担額は 1 ～ 3 割となります。
- 介護保険サービスには**図3** のようなサービスがありますが，要介護，要支援の認定によって，利用可能なサービスが違います。

❼ その他

- そのほかにも高額療養費制度，傷病手当金，失業手当，労災補償，自己破産制度，個人民事再生制度，生活福祉資金貸付制度，成年後見制度，自助グループの利用，刑余者への支援，虐待や家庭内暴力への対応など，支援のために知っておくべきことは多いです。
- すべてを把握することは難しいので医療，福祉，行政，司法の相談窓口がどこなのかを確認し，適切な連携が図れるようにしておくとよいでしょう。

図3 介護保険サービス

介護の相談・ケアプラン作成
・居宅介護支援

訪問・通い・宿泊を組み合わせる
・小規模多機能型居宅介護
・看護小規模多機能型居宅介護

自宅に訪問
・訪問介護（ホームヘルプ）
・訪問入浴
・訪問看護
・訪問リハビリ
・夜間対応型訪問介護
・定期巡回・随時対応型訪問介護看護

短期間の宿泊
・短期入所生活介護(ショートステイ)
・短期入所療養介護

施設などで生活
・介護老人福祉施設(特別養護老人ホーム)
・介護老人保健施設(老健)
・介護療養型医療施設
・特定施設入居者生活介護(有料老人ホーム，軽費老人ホームなど)
・介護医療院

施設に通う
・通所介護(デイサービス)
・通所リハビリ
・地域密着型通所介護
・療養通所介護
・認知症対応型通所介護

地域密着型サービス
・認知症対応型共同生活介護(グループホーム)
・地域密着型介護老人福祉施設入所者生活介護
・地域密着型特定施設入居者生活介護

福祉用具を使う
・福祉用具を貸与
・特定福祉用具販売

● 患者目線での支援を目指しましょう！
● 利用できる社会資源を把握しておきましょう！
● 他の専門職を含め，患者の周りの人たちと協働しましょう！

家族・遺族への支援

家族への支援

- 家族も看病に伴うさまざまなストレスを受けています。
- 家族は「第２の患者」，ケアの対象です。
- 家族が相談するための仕組みが必要です。
- 身体・心理・社会・実存面への対応が必要です。
- 否認，置き換えなどの心理的防衛機制を理解することが必要です。

1．家族が受けるストレス

- 家族はケアの提供者(caregiver)と考えてしまいがちですが，それは家族としての役割の一面をとらえているにすぎません。家族の構成員も，家族の一員ががんになったことで，さまざまなストレスを受けることがわかっています(**表1**)。

例
- 家族は治療の決定に参加することが多くなりましたが，これは家族にとって大きなストレスです。
- 治療の説明や手術で自分の予定を変更する必要があります。
- 患者が訴える痛みや精神的なつらさを目の当たりにし，対応でつらくなってしまうこともあると思いますし，何もできない自分を責めてしまうこともあるでしょう。

- 家族の一員が命を落としてしまうかもしれないという不安感は，かなりの期間家族を苦しめます。
- このように，家族もがんという病気の看病に伴うさまざまな問題で悩んでいるのです。

2．家族の一員ががんになったことによるストレスにより生じる心身の問題

- 上記のように家族は看病に伴うさまざまなストレスを受けていて，そのストレスは大きなものであることから，心身にさまざまな影響が生じます。

表1 家族が受けるストレス

精神面	死の不安 治療決定参加
身体面	看病による疲労 家庭内の役割変化
社会面	医療費の問題 社会活動の変化
実存面	人生の意義について

表2 ストレスの結果として生じる心身の問題

精神面	家族が受けるストレスレベルは患者と同様かそれ以上 適応障害，うつ病
身体面	睡眠障害 栄養障害

- **表2** に看病に伴う心身の問題についての例を挙げました。
- 精神面として，家族が受けるストレスのレベルは，患者と同様またはそれ以上であることがわかっています[1)]。また，ストレスの結果として約3割程度にうつ病の認められることが判明しています[2)]。
- 身体面として睡眠障害，および栄養障害が生じます。ビタミン B_1 欠乏を呈する家族の報告もあります。
- 上記に挙げた問題点は，いずれも医学的な介入が必要なものです。

3. 家族は「第2の患者」，ケアの対象

- 上記に述べたように，家族は患者と同様のストレスを受け，心身ともにつらい状態にあり，医学的な介入が必要な場合もあることから，家族は「第2の患者」（2nd order patients），ケアの対象であると認識すべきです。

4. 家族への対応

- 家族への対応を行う際に，行っておくべきことがあります。

Point 家族援助のために必要なこと
- **医療従事者が，家族が第2の患者と認識すること**
- **家族がアクセスしやすい仕組みを作ること**

- まず，家族は「第2の患者」であると医療スタッフ全員が周知することが必要です。

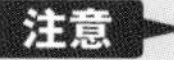

家族が受けるさまざまなストレスおよびその結果としての心身の問題を理解していなければ，家族の問題を見過ごすことになります。

- 家族は自分たちが「第２の患者」との認識をもっていません。「健康である自分たちが医療者に相談をするのは申し訳ない」と思っていることが多いのです。ですから，家族が相談しやすい仕組みづくりをする必要があります。

例

- 家族が相談しやすいよう，病院内に「家族外来(caregiver's clinic)」などの掲示を行って，家族自身も病院のスタッフに自分の悩みを訴えることが問題ないのだと認識してもらうことが必要です[3)]。
- 病院の総合相談センター，がん相談支援センターなどでも相談ができると掲示しておくのがよいと思います。
- 家族が医療者に触れやすいときは，外来の診察場面です。その際，家族も困ったことがあれば相談できる場があると，一言伝えておくのもよい方法です。

❶ 実際の診療

- 多くの場合，家族は患者の付き添いとして医療者の前に現れます。その際に，家族の様子を必ず観察します。そして，家族も相談に乗ることが可能と伝えることが必要です。
- 家族が相談に来た場合ですが，意識障害の確認も行ってください。失見当をチェックするなど厳密に行う必要まではありませんが，辻褄の合わない会話がないか，注意することは必要です。
- 精神的に辛そうだから診察してほしいとの依頼で家族外来を受診した遺族を診察したところ，せん妄状態であった報告もあるためです。この報告では，進行がん患者である夫の看病から来るストレスでうつ病を発症し，食欲低下をきたした結果としてウェルニッケ脳症を発症していました[4)]。
- 次に行うことは，家族の話を聴くことです。話を聴いていると，家族が抱えている問題点が浮かび上がってきます。その問題点に対して，対応可能なものがあれば，一緒に考えるのがよいでしょう。
- 先ほど述べたように，家族の３割程度はうつ病に罹患しています。うつ病に罹患すると判断能力が低下して，よいケアを提供できなくなってしまいます。場合によっては看病ができなくなってしまうこともあります。

看病ができなくなると，後々まで後悔を残すことになってしまいます。

- 家族が精神疾患に罹患していないか確認し，うつ病などに罹患している場合はメンタルヘルスの専門家に相談し，適切な医療とケアが受けられるようにしてください。

私が経験した例として…
家族がうつ病に罹患し，がん患者である夫が化学療法を受けながら，うつ病の妻を看病していた例もありました。

- 家族からくる相談として以下のようなものがあります。

①担当医の説明を受けたのだが，よくわからない。
②モルヒネを使うと，亡くなってしまうのではないか。
③最近，おかしなことを言うようになってしまった。認知症になったのではないか。

- 上記の質問に対しては，以下のような対応がよいでしょう。

①説明を受けてわからないことはよくあることです。担当の先生にわからない点をメモにして渡し，もう一度説明してもらうのはいかがでしょうか。
②モルヒネは適切に使用すれば患者さんの痛みや苦しみを取り去ることができます。亡くなってしまうことはありません。
③おそらく，せん妄状態になっているのだと思います。この状態は注意や意識レベルが低下した状態で，体に異常があるときに生じる症状です（医療者は，モルヒネやせん妄について慣れていますが，家族にとっては初めての経験です。わかりやすく説明することで家族の不安を軽減することができます）。

- 医療者は，患者および家族の心身の状態に気を配る，つまり患者と家族を合わせて一単位として診ることで，よりよい医療とケアを提供できるのです。

遺族への支援

- 死別，特に配偶者との死別は人生最大のストレスです。
- ストレスが大きいことから心身への影響が大きくなります。
- 遺産を巡るトラブルに巻き込まれ，精神的に辛くなる遺族もいます。
- うつ病罹患率，自殺率上昇に注意が必要です。
- 身体・心理・社会・実存面への対応が必要です。
- 「役に立たない援助」に注意しましょう。

1．死別

- 私たちの日常生活は，さまざまなストレスがありますが，すぐに対応可能な出来事もあれば，対応が困難なものもあります。
- 日常生活のストレスの程度に関して比較検討した研究によると，配偶者との死別は，人生で最も大きなストレスであることが判明しています[5)]。

2．死別により生じる心身への影響

- 上記に述べたように，死別は人生最大のストレスであることから，心身にさまざまな影響が及びます(**表3**)。
- 身体面では心疾患による死亡率が上昇します[6)]。死別後につらさのあまり食欲が低下し，チアミン欠乏を呈した遺族もいます[7)]。
- 精神面ではうつ病罹患率の上昇[8)]，および自殺率の上昇が判明しています。
- 社会面では，今までの人間関係が変化し，新しい人間関係に移行することが多くなります。

表3 死別ストレスにより生じる心身の変化

身体面	心疾患による死亡率上昇
精神面	うつ病罹患率の上昇 自殺率上昇
社会面	対人交流の変化

3. 遺族への対応

- 遺族はさまざまなストレスを抱えているため，特にケアを希望する遺族に対してはなんらかの対応が必要です。遺族と対応するときに知っておくべき事柄は以下のとおりです(**表4**)。

表4 遺族との対話で知っておくべき知識

①話を聴く	遺族ケアの基本，かつ遺族が有用と感じる援助
②問題点の理解	短時間で解決できること すぐには解決できないこと
③頻度の高い訴え	治療の後悔 記念日反応：命日，故人を連想する事項：桜 周囲との対話
④精神疾患の罹患	遺族ケアを希望する遺族では，初診時うつ病 40% 解離性障害
⑤身体面のチェック	心疾患での死亡率が高い がん ビタミン B_1 欠乏
⑥社会的トラブルの有無	遺産トラブル 退職金トラブル
⑦役に立たない援助	言った本人には悪気がない 医療者でも言っているので注意

❶ 話を聴く

- 遺族ケアの第一歩は遺族の話を聴くことです。話を聴くことは遺族が有用だと感じる援助であることがわかっています[9)]。
- 時間がかかるように思われますが，そうではありません。遺族の問題を解決するための最短の方法です。

❷ 問題点の理解

- 話を聴いていると，遺族が抱える問題点が明らかになってきます。そのなかには，介入することで解決可能な問題も含まれています。
- 時間をかけなければならない問題と，比較的短時間で解決が可能な問題を明らかにしていくことが重要です。

❸ 頻度の高い訴え

- 遺族ケアを希望して来院した遺族の調査によると, 治療の後悔, 記念日反応, 周囲との対話, が最も頻度の高い訴えであることがわかっています[10)]。

(1)治療の後悔

- 自分が選択した治療が間違っていたので早く亡くなってしまった, 患者の希望に沿えることができなかった, つらくて向き合うことができなかった, などがあります。
- しかし, 話を聴いていると, 治療の全経過において献身的に看病をしており, ほとんど問題はありません。
- ただ, 自分が完全にできていなかったこと, 後から考えるともっとうまくできたのに, できなかったと考えて後悔しているのです。
- よく聴くと「母は自分に感謝していた」と思い出し安心する人もいます。

(2)記念日反応

- がんの診断, 再発, 治療中止, 命日などの日時のほか, 故人と行った場所, 通院した病院, 桜, クリスマス, 正月など故人を連想させる事柄などで悲しみが誘発されます。治療当時の空の色, 頬にあたる風で故人を思い出す人もいるなど, 記念日反応は千差万別です。

(3)周囲との対話 [「役に立たない援助」(p185)で後述]

❹ 精神疾患の罹患に注意

- 遺族ケアを希望して「遺族外来」を受診した遺族に関する調査では, 初診時に40%の患者がうつ病と診断されています[11)]。
- "死別なのでつらいのは当然" と思っているとうつ病を見逃し, 遺族をつらいままにしておくことになるので, 診断基準を用いて医学的評価を行うことが必要です。

> つらさのあまり, 夫が亡くなったことを思い出せず, 解離性障害と診断された遺族もいました[12)]。

❺ 身体面のチェック

- 遺族は死別後間もない時期は人目を避け, 生きることに無気力になり,自身の医学的チェックを受けていない場合もあるため，身体面のチェックが必要になります。

初診した遺族の頸部が腫脹しており，頭頸部外科に併診したところ，がんと診断された例もあります。

❻ 社会的トラブルの有無

- 遺族のなかには遺産相続で，故人の親族から攻撃を受ける，故人が勤務していた会社との間でトラブルになり，精神的に辛くなってしまうことがあります。
- 法律上の問題は医学的対応では解決できないので弁護士に介入してもらって解決してもらったこともありました[13)]。

❼ 役に立たない援助

- 周囲から「あなたがしっかりしないとだめ」などとアドバイスを受けたり，「なんで気づかなかったの？」などと詮索されてつらい思いをしている遺族がいます。
- 遺族にこのような言葉を放つ本人は，つらそうにしている遺族を何とかして励まそうとしており，まったく悪気がなく発言しています。

参考 役に立たない援助の例

- アドバイス
  - ・泣いてばかりいると天国のご主人が浮かばれない。
  - ・あなたがしっかりしていないとだめ。
  - ・これは試練なのよ。
  - ・もう1人産めばよい。
  - ・看病がなくなって楽になったでしょ。
- 詮索
  - ・がん家系なの？
  - ・なんで気付かなかったの？
  - ・食事に気を付けていたの？

- これらは，「役に立たない援助」とよばれています[14)]。遺族外来の調査では6割以上の遺族がこのような言葉をかけられて，つらくなった経験を有しています[14)]。

- 役に立たない援助を行うのは，親族，友人のみならず，医療者の場合もあるので，言葉遣いには注意が必要です[9)]。
- 逆に，遺族が有用だと考えている援助には，周囲が関心をもつこと，周囲が遺族の話を聴くことです[9)]。周囲が遺族に対して話すことは，有用な援助に含まれていないことに注意すべきです。

4. 遺族援助におけるポイント

❶ 援助側が焦らないこと

- 遺族は数十年ともにいた人との別れを経験し，つらい思いをしています。死別は人生最大のストレスなので，すぐに適応できるとは限りません。
- しかし，遺族本人は「早く立ち直らないといけない」などと考えて，焦っています。周囲も同様の考えの場合が多く認められます。
- ですから，特に亡くなって 1 年目までは，毎日が初めての経験ばかりですので，遺族に対して，「遺族になって 1 年間は初めての経験ばかりなので焦ることはない」と伝えることが重要です。

❷ 心理教育

- 遺族は治療に後悔していますが，話を聴くと問題ないことがほとんどなので，「選んだ治療に問題はない」と伝えることが必要です。
- また，外来でケアを受けても，社会に戻れば遺族ケアに無知な人から，役に立たない援助を受けたり，心ない発言を受け，つらくなってしまうことがまれではありません。
- これらに対処できるよう，遺族に心理教育を行うことが必要です。
- 記念日反応，役に立たない援助は必ず行うようにしています。教育を行うことで，「これは記念日反応だ」，「これは役に立たない援助だ」と気付き，余裕をもって対応することができるようになるのです。

❸ 再構成

- 愛する人を失った遺族は，以前と同じ状況に戻ることはありません。
- ただ，遺族ケアから数年すると，悲しみを抱えていても感情的に振り回されることなく，新しい人生の一歩を踏み出せるようになります。
- つまり，新しい世界に適応できるようになり，これを「再構成」とよんでいます。
- **愛する人との死別という人生最大の困難から這い上がり，新しい世界に適応し，かつ周囲に対して思いやりが深くなるなど，人格的な成長も認められます。**

これさえできれば

- 患者の家族や遺族の話をよく聴きましょう。
- 患者の家族は「第２の患者」であり，ケアの対象であると認識しましょう。
- 家族が相談しやすい仕組みづくりとそれを家族へ知らせることが重要です。
- 身体・心理・社会・実存面，それぞれへ対応しましょう。

文献

1）Lederberg M: The family of the cancer patient. In: Psycho-oncology, Holland JC (ed), Oxford University Press, New York, 1998, p981-993.

2）Braun M, et al: Hidden morbidity in cancer: spouse caregivers. J Clin Oncol 2007; 25: 4829-4834.

3）Ishida M, et al: How Can Documentation of Caregivers Offer More Than One-Way Care by Health Care Professionals? J Clin Oncol 2021; 39: 3188.

4）Ishida M, et al: Wernicke encephalopathy in a caregiver: A serious physical issue resulting from stress in a family member caring for an advanced cancer patient. Palliat Support Care 2021; 1-3.

5）Holmes TH, et al: The Social Readjustment Rating Scale. J Psychosom Res 1967; 11: 213-218.

6）Carey IM, et al: Increased risk of acute cardiovascular events after partner bereavement: a matched cohort study. JAMA Intern Med 2014; 174: 598-605.

7）Onishi H, et al: Thiamine deficiency in the bereaved after cancer-related spousal loss. Palliat Support Care 2019; 17: 738-740.

8）Zisook S, et al Grief and bereavement: what psychiatrists need to know. World Psychiatry 2009; 8: 67-74.

9）Lehman DR, et al: Social Support for the Bereaved: Recipients' and Providers' Perspectives on What is Helpful. Journal of Consulting and Clinical Psychology 1986; 54, 438-446.

10）Ishida M, et al: Psychological ditress of the bereaved seeking medical counseling at a cancer center. Jpn J Clin Oncol 2012; 42: 506-512.

11）Ishida M, et al: Psychiatric disorders in patients who lost family members to cancer and asked for medical help: descriptive analysis of outpatient services for bereaved families at Japanese cancer center hospital. Jpn J Clin Oncol 2011; 41: 380-385.

12）Ishida M, et al: Missing memories of death: Dissociative amnesia in the bereaved the day after a cancer death. Palliat Support Care 2015; 13: 1787-1790.

13）大西秀樹：遺族外来ー大切な人を失ってもー．河出書房新社，2017.

14）Ishida M, et al: Communication Disparity Between the Bereaved and Others: What Hurts Them and What Is Unhelpful? A Nationwide Study of the Cancer Bereaved. J Pain Symptom Manage 2018; 55: 1061-1067.

喫煙・アルコール

- 日常診療のなかで依存症の問題が明らかになることは多いです。
- 繰り返し相談できる関係構築が大切になってきます。
- 患者自身の行動を変える動機付け面接法や，行動分析の視点で整理すると，かかわりやすくなります。

1．依存症とは

- 依存症（アディクション）には，ニコチン，アルコール，カフェイン，薬物，ギャンブル，2019年5月にICD-11で新たに認定されたgaming disorderなどが挙げられます。
- 依存症は回復可能であり，繰り返し相談，治療をすることにより完治しうる慢性疾患としてとらえられています。
- 依存症とは，ICD-10[1]において**過去1年以内に以下の3項目以上**が生じているときに診断されます。

参考 ICD-10における依存症の診断基準

1）その物質を摂取したい強い欲求：隠れてでも使用する，手元にないと不安，ずっと考えてしまう　など
2）コントロール困難：もともと使用しようと思っていた以上に大量に使用してしまう
3）離脱症状：使用をやめることで生じる自律神経症状，精神症状
離脱症状を抑えるために，物質を使用してしまうことも含む
4）物質の耐性：だんだんと効かなくなり，使用量・頻度が増加していく
5）物質への囚われ：人生の喜びや達成の機会が損なわれてしまう
6）有害な結果が生じているにもかかわらず継続してしまう

- 「やめたいのにやめられない」，「適量ですませたいのにすまない」パターンがあれば，「そもそもやめようと思わない」といった認識が不十分あるいは否認しているパターンもあります。
- 依存症患者が門戸を叩くのは，一般診療が多く，なかでもニコチン，アルコールへの対応を求められる場面が多いです。

- 日常診療の多忙のなかで依存症をスクリーニングし，禁煙・禁酒（減酒）に向けた介入をし，状況によっては適切な医療資源につなげていく役割が求められているのです。
- 本項では，ニコチン・アルコール依存に対するスクリーニング，かかわりのポイントについてまとめます。なお，依存症患者の離脱症候群の薬物療法については成書，マニュアルを確認してください。

2. 喫煙・飲酒の問題

❶ たばこ（ニコチン）使用障害

- わが国において習慣的に喫煙している者の割合は16.7%を占めており，男性のほうが多いです[2)]。
- たばこは元来，「百害あって一利なし」といわれています。1日の喫煙本数が1本未満であっても非喫煙者と比べると死亡リスクは1.64倍，1本以上10本未満の場合は1.87倍とも報告されており[3)]，減煙ではなく禁煙が第一とされます。

参考 喫煙の有害性

- 肺，口腔・咽頭，喉頭，鼻腔，副鼻腔，食道，胃，肝，膵，膀胱，子宮頸部のがんとの因果関係，循環器疾患（脳梗塞や虚血性心疾患等の発症リスク），周産期（妊娠中の流早産のリスク，胎児の発育障害），呼吸器疾患（慢性閉塞性肺疾患；COPD，呼吸機能の低下），口腔疾患（口腔粘膜，歯周病などの歯肉組織），2型糖尿病の発症，その他（未成年での使用は依存形成が早い），周囲への受動喫煙の害。
- 周術期の禁煙マニュアル[4)]では，術前の喫煙は創感染，肺合併症，脳神経合併症，骨癒合障害などの合併症の危険因子であることが明記されており，**術前4週間以上の禁煙期間をもつことを強く推奨されています。早期の段階で禁煙への対応が必要となります。**ただし，術前4週間未満であっても，禁煙を始めることは望ましく，**どの時期においても禁煙への働きかけが必要です。**

(1)禁煙治療のフロー

喫煙状況の確認 → 禁煙の意思あり → 禁煙外来を紹介*

→ 自由診療による治療 / セルフヘルプ教材の紹介

→ 禁煙の意思はなし：動機付けを促すためのアドバイスを行う

*禁煙治療には要件があるため，適用外の場合もあります。

(2)問診のポイント(図1)

- 問診では喫煙状況を確認するだけではなく，**喫煙によってどんな問題に困り感を抱いているのか，どんなことを懸念しているのか**を探ることが非常に重要なプロセスです。
- 本人の困りごとに沿って話を始めていくことで，抵抗感を減らすことができます。

図1 問診でおさえたい内容～たばこ編～

1）現在の喫煙本数(1 日平均)

2）最終喫煙はいつか(面談前の最後の喫煙のタイミングは？)

3）朝目が覚めてから最初の 1 本を吸うまでどのくらいの時間か(30 分以内であるときはニコチン依存度が高い可能性あり)

4）喫煙環境(どこで，どのように喫煙しているのか)

5）決まって喫煙するタイミングはあるのか

6）離脱症状の経験はあるか

7）過去の禁煙歴

8）同居家族に喫煙者はいるのか

9）禁煙できる自信はどのくらいあるか(0-100%)

■ Point ■
最終喫煙を確認すると，どのくらい喫煙欲求があるか，離脱症状についても確認できます

■ Point ■
喫煙環境を丁寧に問診することで喫煙のきっかけになること(困っていること)がわかってきます

■ Point ■
入院歴のある方などは，入院中の禁煙を取り上げて，再喫煙に至った経緯を確認します

(3)禁煙外来

- わが国では，2006 年度より禁煙治療に対する保険適用が開始となり，12 週間で計 5 回の禁煙治療が行われています。
- 対象患者は**表1** のとおりです。

表1 禁煙治療の要件[5)]

1）直ちに禁煙をすることを希望していること
2）ニコチン依存症に関わるスクリーニングテスト（tobacco dependence screener；TDS）において10点中5点以上であること（以下表2を参照）
3）35歳以上の者はブリンクマン指数（1日の喫煙本数×喫煙年数）が200以上
4）禁煙治療の同意が文書で得られていること

（文献5より引用）

表2 TDSニコチン依存度テスト

		はい（1点）	いいえ（0点）
問1	自分が吸うつもりよりも，ずっと多くタバコを吸ってしまったことがありましたか？		
問2	禁煙や本数を減らそうと試みて，できなかったことがありましたか？		
問3	禁煙や本数を減らそうとしたときに，タバコがほしくてほしくてたまらなくなることがありましたか？		
問4	禁煙したり本数を減らそうとしたときに，次のどれかがありましたか？（イライラ，神経質，落ち着かない，集中しにくい，ゆううつ，頭痛，眠気，胃のむかつき，脈が遅い，手の震え，食欲または体重増加）		
問5	問4でうかがった症状を消すために，またタバコを吸い始めることがありましたか？		
問6	重い病気にかかったときに，タバコはよくないとわかっているのに吸うことがありましたか？		
問7	タバコのために自分に健康問題が起きているとわかっていても，吸うことがありましたか？		
問8	タバコのために自分の精神的問題（※）が起きているとわかっていても，吸うことがありましたか？		
問9	自分はタバコに依存していると感じることがありましたか？		
問10	タバコが吸えないような仕事やつきあいを避けることが何度かありましたか？		

※禁煙や本数を減らしたときに出現する離脱症状（いわゆる禁断症状）ではなく，喫煙することによって神経質になったり，不安や抑うつなどの症状が出現している状態。
（文献6より引用）

- 禁煙治療の要件にあるように，「禁煙を希望している」にチェックがつかないと，禁煙治療は受けられません。

- 禁煙を希望していない，妊娠している，心筋梗塞など虚血性疾患がある，運転をしないと生活が成り立たない方は禁煙治療薬の処方が受けられないケースがあり，後述する行動分析に基づいたアプローチがより重要となります。

参考 ▶ **● 2021年6月からバレニクリンが供給停止となり，一時期はニコチンパッチの品薄/欠品状態に陥ったこともあり，現在は行動療法のアプローチが重要視されています。**

- 禁煙治療においては，**禁煙治療薬に併せて動機付け面接(motivational interviewing；MI)，行動療法(behavior therapy；BT)に基づいた介入の有効性が示されています。**
- 近年では加熱式たばこ(わが国ではアイコス，プルーム・テック，グローが該当します)が普及しており，日本禁煙学会では加熱式たばこ・電子たばこの使用に警鐘を鳴らしています。
- 加熱式たばこにおいては，有害事象のリスクについてエビデンスが不十分であり，紙巻たばこから加熱式たばこが禁煙に結び付くかに関してもエビデンスが不十分のため，現段階では紙巻たばこの代替法としては推奨されません。
- また，**喫煙者のうち，身近に禁煙治療が受けられる医療機関についてわからない，あるいはないと答えた者が約6割を占めていた**[2)]ことが報告されており，禁煙治療を受けられる医療機関を医療者側でリストアップし，適切に紹介することも必要です。
- 日本禁煙学会では，保険診療で禁煙治療が受けられる医療機関を提示していますので，必要に応じて紹介していただくとよいでしょう。

参考 ▶ **禁煙治療に保険が使える医療機関情報最新版**
http://www.nosmoke55.jp/nicotine/clinic.html

❷ アルコール使用障害

- 喫煙に対し，アルコールは「適度な飲酒は健康に良い」，「酒は百薬の長」といわれ，さらには「飲みニケーション」といわれるように，社会場面でも容認されていることもあります。
- 「適度な飲酒」については厚生労働省の『健康日本21』[7)]において，**1日平均純アルコール約20g程度とされています(女性，65歳以上の高齢者についてはより少ない約10g程度が適量)**です(**表3**)。

● また，生活習慣病のリスクが高い飲酒量としては，純アルコール摂取量が男性で40g以上(日本酒2合)，女性で20g以上(日本酒1合)と定義されています[2)]。

● なお，**多量飲酒は平均純アルコール約60g以上(日本酒3合以上)が該当**します。

表3 飲酒量の目安(1日平均純アルコール20g)

お酒の種類(アルコール度数)	量
ビール(5%)	500 mL 中瓶1本
酎ハイ(7%)	350 mL 缶1本
日本酒(15%)	1合(180 mL)(参考：お猪口1杯：30 mL)
焼酎・泡盛(25%)	0.5合強(100 mL)
ウィスキー・ジン(40%)	ダブル1杯(60 mL)
ワイン(12%)	グラス2杯程度(200 mL)

参考 アルコールの有害性

● 脳機能(うつ，不安障害，認知症，ウェルニッケ脳症)，心臓(高血圧，不整脈)，膵臓(糖尿病，膵炎，膵臓がん)，肝臓(脂肪肝，肝炎，肝硬変，肝細胞がん)，大腸(大腸がん)，喉・食道(口腔がん，咽頭がん，食道がん)，そのほか(脂質異常症，高尿酸血症，末梢神経障害，乳がん，胎児性アルコール症候群)。

● 社会的にも影響が大きく，家庭や職場での関係性の破綻，経済的問題など。

● **アルコールの治療は心理社会的治療が主体**とされ，解毒治療を行った後は認知行動療法や自助グループのアルコホーリクス・アノニマス®(AA)や断酒会への参加が主体となっていきます(解毒治療については成書，マニュアルをご参照ください)。

● これまでアルコール依存症の治療には断酒を目標としてきましたが，**近年では飲酒量をできるだけ減らし，飲酒による害を減らす「ハームリダクション」の概念が提唱されています**。断酒では拒否反応を示しやすい方も，減酒からであれば受け入れてくれる方も多いです。

● アルコールや薬物依存患者家族のなかには，結果的に患者本人の飲酒・薬物使用を支えてしまっていることがあります(イネーブリングといいます）。例えば相手が飲んで散らかした空き瓶を片付ける，迷惑をかけた相手に代わりに謝罪する，などであり，依存症患者自身が問題に気付けない環境を作り出してしまっているのです。

- 依存症患者の家族を対象としてCRAFT（Community Reinforcement And Family Training）プログラムがあります。

参考 CRAFT

依存症患者の行動パターン，家族自身の行動パターンについて，認知行動療法に基づいた理解，対処法の獲得を目指したプログラムであり，患者を治療につなげるためのアプローチも含まれます。

- 依存の問題は患者だけではなく，家族の支援についても検討する必要があります。

(1) アルコール治療のフロー

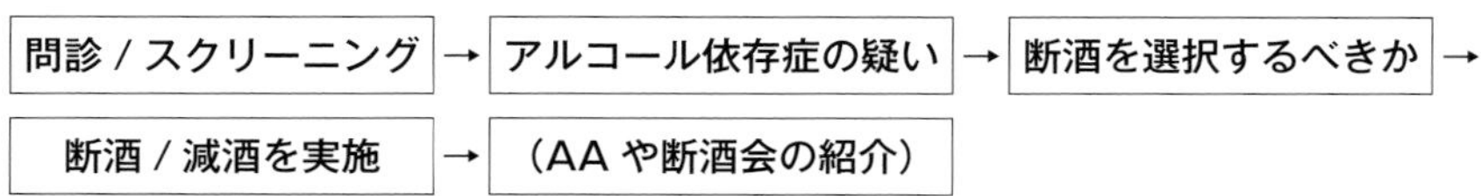

- 断酒を目標とした治療を選択するべき患者要件は**表4** のとおりです[8]。

表4 断酒治療の要件

1）入院による治療が必要な状態
2）飲酒に伴い生じている問題（暴力など）が重篤で，生活を送ることが困難であること
3）飲酒により生命の危機があるような状態
4）緊急の対応を要するアルコール離脱症状（幻覚，けいれん，振戦など）があること

(2) 問診のポイント（図2）

- 飲酒に限りませんが，使用状況を確認すると曖昧な返答だったり，聞くたびに量が変動する，過少報告はよくあることです。
- そのため，客観的な情報も必要であり，家族が同席の場合は家族にも確認したほうがよいでしょう。

図2 問診でおさえたい内容～アルコール編～

1）現在の飲酒量（何をどのくらい摂取しているのか）
2）1年間の平均の飲酒量（何をどのくらい摂取しているのか）
3）ブラックアウト（飲酒時の記憶を失うこと）の経験はあるか
4）離脱症状（手の震え，寝汗，不眠，イライラ等）の経験はあるか
5）深酒してしまいがちか／終日飲酒はあるか
6）空きっ腹で飲酒しているか，飲酒後にそのまま寝てしまうか（寝酒）
7）飲酒にまつわるエピソード
8）初飲の年齢
9）断酒歴／休肝日はあるのか
10）だんだんと酔いにくくなったのか（目安は1.5倍以上の飲酒をしないと酔わない）
11）家族の飲酒者がいるか，家族からはなんと言われているか

■Point■
"今"だけに閉じると1－2日の状況で飲酒なしと判断されがち
→1年間の平均も確認しましょう

■Point■
飲み方を聞くことで生活への影響を推定したり，断酒（減酒）の目標（動機付け）設定のヒントになります

■Point■
家族が巻き込まれることが多く，家庭内暴力や早急な対応が求められる場合もあります

- スクリーニングツールとしては，一般診療でも実施しやすいCAGE，AUDITを挙げます。
- スクリーニングツールは客観的な評価が可能になるだけでなく，結果を患者にフィードバックすることで，冷静に自身の問題としてとらえられるようになります。

① CAGE質問票[9, 10]（表5）

- アルコール依存症のスクリーニングテストのなかでも簡便で使用頻度は高く，4項目のうち，2項目以上該当するとアルコール依存症の可能性が高いです。
- 回答は「はい」，「いいえ」の二者択一であり，全生涯にわたってどうかで回答してもらいます。

表5 CAGE（アルコール依存症スクリーニングテスト）

		はい	いいえ
1）	飲酒量を減らさなければいけないと感じたことがありますか？		
2）	他人があなたの飲酒を非難するので気に障ったことがありますか？		
3）	自分の飲酒について悪いとか申し訳ないと感じたことがありますか？		
4）	神経を落ち着かせたり，二日酔いを治すために，「迎え酒」をしたことがありますか？		

表6 AUDIT

1)	あなたはアルコール含有飲料（お酒）をどのくらいの頻度で飲みますか？
	0点）飲まない　1点）1カ月に1度以下　2点）1カ月に2～4度 3点）週に2～3度　4点）週に4度以上
2)	飲酒するときには通常どのくらいの量を飲みますか？
	0点）1～2ドリンク　1点）3～4ドリンク　2点）5～6ドリンク 3点）7～9ドリンク　4点）10ドリンク以上 ※1ドリンクは純アルコール換算10gであり，日本酒0.5合，ビール中瓶半分（250mL）相当
3)	1度に6ドリンク以上飲酒することがどのくらいの頻度でありますか？
	0点）ない　1点）月に1度未満　2点）月に1度　3点）週に1度 4点）毎日あるいはほとんど毎日 ※6ドリンクは，日本酒3合程度
4)	過去1年間に，飲み始めると止められなかったことが，どのくらいの頻度でありましたか？
	0点）ない　1点）月に1度未満　2点）月に1度　3点）週に1度 4点）毎日あるいはほとんど毎日
5)	過去1年間に，普通だと行えることを飲酒していたためにできなかったことが，どのくらいの頻度でありましたか？
	0点）ない　1点）月に1度未満　2点）月に1度　3点）週に1度 4点）毎日あるいはほとんど毎日
6)	過去1年間に，深酒の後体調を整えるために，朝迎え酒をしなければならなかったことが，どのくらいの頻度でありましたか？
	0点）ない　1点）月に1度未満　2点）月に1度　3点）週に1度 4点）毎日あるいはほとんど毎日
7)	過去1年間に，飲酒後罪悪感や自責の念にかられたことが，どのくらいの頻度でありましたか？
	0点）ない　1点）月に1度未満　2点）月に1度　3点）週に1度 4点）毎日あるいはほとんど毎日
8)	過去1年間に，飲酒のため前夜の出来事を思い出せなかったことが，どのくらいの頻度でありましたか？
	0点）ない　1点）月に1度未満　2点）月に1度　3点）週に1度 4点）毎日あるいはほとんど毎日
9)	あなたの飲酒のために，あなた自身か他の誰かがけがをしたことがありますか？
	0点）ない　2点）あるが，過去1年にはなし　4点）過去1年間にあり
10)	肉親や親戚，友人，医師あるいは他の健康管理に携わる人が，あなたの飲酒について心配したり，飲酒量を減らすように勧めたりしたことがありますか？
	0点）ない　2点）あるが，過去1年にはなし　4点）過去1年間にあり

② AUDIT（Alcohol Use Disorders Identification Test）[11)]（表6）

- WHO の共同研究によって開発された検査であり，10 項目を用いた Core AUDIT がよく使用されます。
- 10 項目のうち，8 項目は 5 者択一，2 項目は 3 者択一で回答を求め，合計点を算出します。
- この検査は専門科のみならず，プライマリケア従事者による使用を意図しており，アルコール依存症のみならず，将来アルコールの問題を起こす可能性が高い“危険な使用”を続けている者，アルコールの問題を引き起こす“有害な使用”を続けている者を同定することを目的としています。
- 過去 1 年間について回答してもらいます。アルコールの単位は“ドリンク”で表記しています。
- AUDIT は世界共通のカットオフ値が設定されていないことが特徴であり，わが国における AUDIT の結果としては，多量飲酒者に対する早期介入のパッケージとして Hizen Alcoholism Prevention Program by Yuzuriha（HAPPY）では，AUDIT の評価基準は**表7** のようになっています[13)]。
- なお，特定保健指導における AUDIT の評価では，0 ～ 7 点 / 8 ～ 14 点 / 15 ～ 40 点で区分されています。
- ただし，得点が低い場合であっても，飲酒により明らかに危険行動がみられるとき，身体症状の悪化，精神症状の増悪がみられるときなどは専門機関につなげることが望ましいです。

表7 HAPPYプログラムにおけるAUDITの結果表

AUDIT 点数	評価	対応
0～9 点	比較的危険の少ない飲酒をしている	さらなる節度ある飲酒の勧め
10～19 点	健康被害の可能性の高い飲酒をしている	減酒支援 生活習慣病を有する者には 2 週間の断酒体験の勧め 1 日 1 単位程度を勧める
20 点以上	アルコール依存症が疑われる	専門医療機関につなげる

3. 行動変容のアプローチ

- 以下からは患者に実際に介入する際の工夫点を挙げていきます。

❶ 医療者の基本的姿勢（治療の枠の構築）

- 依存症患者の特徴として，患者自身は支援や治療を求めず，家族が相談に訪れるケースも多いです。
- “精神的に弱い人”，“身勝手でわがままな人”とスティグマがあり，これまで周囲から責められ，負い目を感じている者も多いです。いかに日常診療のなかで，相談できる関係性を築けるかがポイントになってきます。
- ニコチン，アルコールを使用する行動が維持されている背景には，生理的な反応のみならず，**その方なりの理由が存在する**ことも忘れてはなりません。
- その方の苦しさ，いたたまれなさ，コントロールできない状況での逃げ道として使用していることを理解しようとする姿勢が重要です。

参考 筆者が心掛けていること

- 禁煙外来で行動カウンセリングを始める際は，まず受診の経緯を確認し，家族が連れてきた場合であっても，受診しない選択肢があるにもかかわらず受診された行動自体に感謝の念をお伝えしています。
- 禁煙について一緒に考えていきたいと思っている旨も伝えるよう，心掛けています。

- **ほかの慢性疾患と同じ「病気」であることを念頭に置くこと，正しい知識を学ぶ機会を提供すること，一緒に考えていきたい，相談していきたいことを伝えること**で，安心して相談できる環境を作り出せます。

❷ ステージに応じた対応

- 喫煙や飲酒の行動を変えるときは，準備性に応じたアプローチが有用です。
- 例えば，禁煙・禁酒の必要性をまったく感じていない方に対して，「今日から休肝日を作りましょう」，「今日からたばこは捨ててください」と言っても，次回の外来時には状況が変わらず，むしろ後ろめたさから，禁煙・禁酒の話題を避けるようになるかもしれません。

● Prochaska が提唱した多理論統合モデル(trans theoretical model；TTM)[14]では，行動変容のプロセスを提示しています(**図3**)。

①無関心期，関心期
- ・心理教育，動機付け面接法により準備性を高めていく。
- ・この時期は適切な情報提供が必要であり，その際は批判や説得ではなく，**淡々と，冷静に事実を説明するよう努める**。
- ・次項に説明する動機付け面接法の会話技法(OARS)が役立つ。
- ・損得比較表を作成(メリット／デメリット)し，喫煙・飲酒のデメリットがあるにもかかわらず，使用を続けていることへの気付きを促すことも一助である。

②実行期以降
- ・具体的な対処や再発予防を話し合う段階であり，認知行動療法を用いたアプローチが有用である。

図3 行動変容のステージ

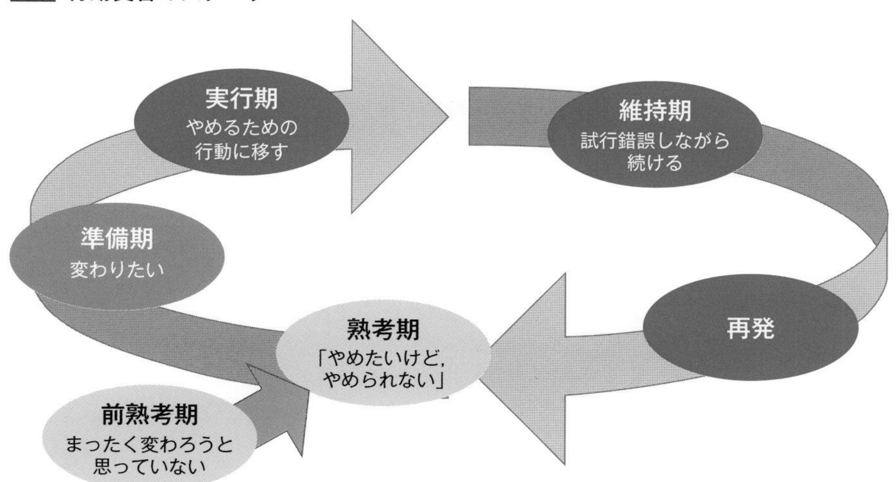

❸ 動機付け面接法

● 「やめたいけどやめられない」といった両価的状態のときに，説得を試みると，抵抗が生じ，“やめられない”ことを強めてしまいます。

● 患者のなかにある両価性を探り，矛盾を解消する方向に導き，結果として患者自身が自ら行動を変えていく方向にもっていくことができる手法です。

● 次の４つの戦略(OARS)を用います。

O：Open Question　開かれた質問

- 「はい／いいえ」で答えられない質問であり，受容的な雰囲気のなかで用いることによって，ありのままの葛藤や感情を表現できる。
- 患者自身で考え，患者自身で答えを出すことになる。

A：Affirm　是認

- 患者の変化につながる発言や見方（チェンジトーク）を肯定し強める。
- チェンジトークの例：～したい，～になりたい，～できる，～やれる，～したほうがいい　など

R：Reflective Listening　聞き返し

- 患者の言葉を選んで返す方法であり，単純な聞き返し（オウム返し），言い換える（リフレーム），強調して伝える（増幅した聞き返し），両価性を並べて聞き返す（両面を持った聞き返し）。
- 面談をすると被害的思考（～のせいでこうなった），話を逸らしたり堂々巡りの会話，抽象化，後付けて理由付けをする（医師が飲酒を指摘したから余計飲みたくなったなど），特別視する（頭がいいあなたは簡単かもしれないが，私には到底難しい）などの反応が生じることがあり，医療者の誰しも行き詰まった経験があるだろう。その際も聞き返しが有効である。

S：Summarize　要約

- チェンジトーク（変わりたいと感情を含んだ言動）をつなぎ合わせ，これまで話し合った事柄をつなぎ合わせる。
- 患者は考えが整理しやすくなり，自己決定を促すことができる。

❹ 行動分析の視点で整理・介入を試みる

- 依存行動について，具体的に問題を同定し，回復に向かう行動を獲得していくアプローチである。
- 依存行動をアセスメントする際には，行動分析に当てはめてみると情報整理がされやすい。

Point
- 人の行動にはきっかけ(先行刺激)があり，その行動を行うことで得られる結果(成果)があるからこそ，行動は維持されていきます(**図4**)。
- 得られた結果には短期的，長期的に得られる結果があり，人の行動は短期的な結果により行動は決定づけられやすいです。

図4 行動分析

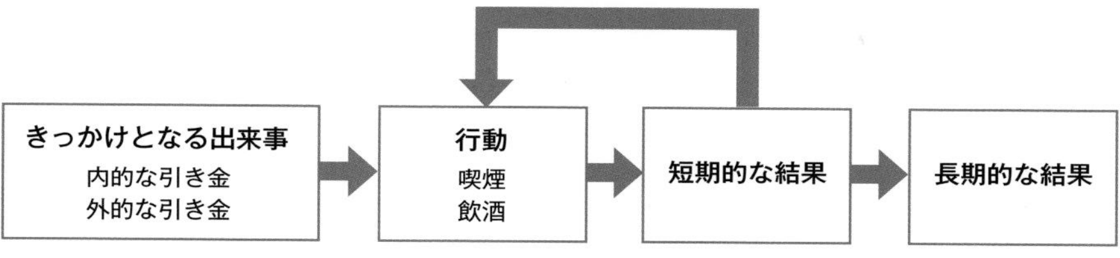

事例(A さんと B さんの場合)

帰宅後に家族から「喫煙臭がする，いい加減身体のために煙草をやめなさい」と言われる。
外出するときも「煙草吸わないでよ」と言われて，それがストレスになって余計に吸ってしまう。それならいっそたばこをやめればいいとは思っている。どうすればいいですか？

- 禁煙のニーズ

・家族から喫煙を指摘されることがストレス。
・いっそのことやめようと思う。

- 行動分析に従ってまず喫煙の状況を整理していきます(**図5**)。

A さん
職場で喫煙することが多く，職場の休憩中や仕事のプレゼンテーションや会議等が終わったとき，気分転換目的で喫煙していた。
B さん
毎朝車で通勤する際に道が混んでおり，手持ち無沙汰になり，イライラしたときに喫煙をしていた。車内にも喫煙臭が漂っていた。

図5 行動分析

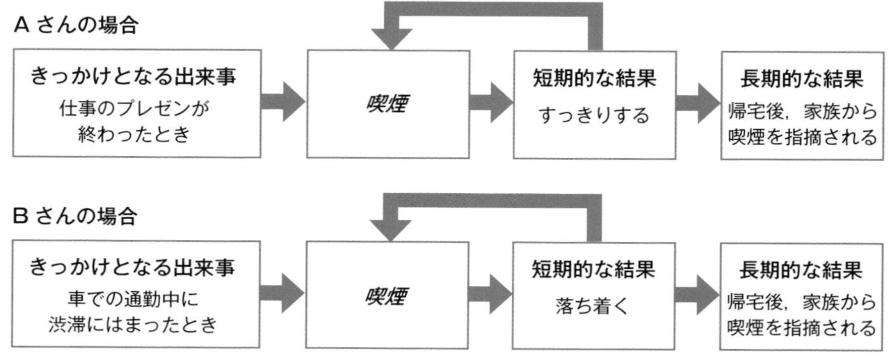
Aさんの場合
きっかけとなる出来事
仕事のプレゼンが
終わったとき
喫煙
短期的な結果
すっきりする
長期的な結果
帰宅後，家族から
喫煙を指摘される
Bさんの場合
きっかけとなる出来事
車での通勤中に
渋滞にはまったとき
喫煙
短期的な結果
落ち着く
長期的な結果
帰宅後，家族から
喫煙を指摘される

- 家族に言われて喫煙をやめたいと訴えていても，それぞれの喫煙のきっかけ，喫煙で得られる結果は個々人で異なります。

> Aさん
> 職場でできる気分転換(たばこの代わりにお茶を飲む，背伸びをする，外の空気を吸うなどを一緒に考えていくことが禁煙の助けになるかもしれない。
> Bさん
> 車の中でできるイライラの解消法(好きな音楽を流す，歌を歌う，ガムや飴などを摂取する)を一緒に考えていくことが禁煙の助けになるかもしれない。

→喫煙行動を行動分析に従って整理することで，具体的な対応策の検討が可能になります。

4. 一般診療での依存症患者にかかわるポイント

❶「ほどほど」,「まずは減らしてください」などは抽象的で取り組みにくく，行動は変わらない

- どんなときに，どんなことをしたらよいかを明確にすることで，取り組みやすくなります。
  →行動分析に基づいた理解が役に立ちます。
- 具体的な本数や摂取量を一緒に話し合い，目標値を決めると取り組みやすくなります。

- いつから始めるかを決めておきましょう。
  → **1週間くらい**を目安にし，やめようという気持ちが熱いうちに始めるほうがよいです。
- **実行可能な目標（7～8割くらい）**を目安にして，無理のない範囲を設定します。
- 患者本人が決められない場合は，選択肢を提示して決めてもらいます。

❷ 喫煙・飲酒の振り返りは継続を

- 具体的にフィードバックします。
- **禁煙外来やアルコールの専門治療を紹介した場合でも，進捗状況を確認します。**
  →かかりつけ医からのフィードバックは禁煙・禁酒（減酒）治療の動機づけになります。

❸ 専門機関に紹介するとき

- 「受診」では抵抗感を示すことも多く，「相談」としたほうが受け入れやすいです。
  →拒否的な姿勢が強い場合には，動機付け面接の手法が役立ちます。
- 家族同伴の受診を勧めます。
- **どんな言葉で紹介したのか，どんな反応だったか紹介先に具体的に伝わるとよいです。**

- **喫煙，飲酒は使用量だけ確認すればよいわけではない。**
- **医療者の継続したかかわり，姿勢が患者の回復を助ける。**
- **行動分析の視点でアセスメント，プランを立てる。**

文献

1）融　道男：ICD-10 精神および行動の障害．臨床記述と診断ガイドライン．医学書院，1993.
2）厚生労働省：令和元年「国民健康・栄養調査」の結果，令和2年10月27日.
3）公益社団法人 日本麻酔科学会 周術期禁煙ガイドラインワーキンググループ（WG）：周術期禁煙プラクティカルガイド．2021年9月15日発行.

4）Inoue-Choi M, et al: Association of long-term, low-intensity smoking with all-cause and cause-specific mortality in the National Institutes of Health-AARP Diet and Health Study. JAMA Intern Med 2017; 177(1): 87-95.
5）日本循環器学会，日本肺癌学会，日本癌学会，日本呼吸器学会：禁煙治療のための標準手順書第 8.1 版．2021 年 9 月.
6）厚生労働省：TDS ニコチン依存度テスト．e- ヘルスネット．https://www.e-healthnet.mhlw.go.jp/information/dictionary/tobacco/yt-048.html.
7）厚生労働省：健康日本 21．2012．（https://www.mhlw.go.jp/www1/topics/kenko21_11/b5f.html）
8）一般社団法人 日本アルコール･アディクション医学会，日本アルコール関連問題学会：新アルコール･薬物使用障害の診断治療ガイドラインに基づいたアルコール依存症の診断治療の手引き【第 1 版】．2018.
9）Ewing JA: Detecting alcoholism: The CAGE questionnaire. Jama 1984; 252: 1905-1907.
10）廣　尚典：CAGE, AUDIT による問題飲酒の早期発見．日本臨牀 1997; 55: 589-593.
11）廣　尚典，ほか：問題飲酒指標 AUDIT 日本語版の有用性に関する検討．日アルコール・薬物医会誌 1996; 31: 437-450.
12）厚生労働省：AUDIT．e- ヘルスネット．
https://www.e-healthnet.mhlw.go.jp/information/dictionary/alcohol/ya-021.html
13）杠　岳文：アルコール依存症の予防―ブリーフインターベンション．臨床検査 2012; 56: 1472-1476.
14）Prochaska JO, et al: The transtheoretical model of health behavior change. Am J Health Promot 1997; 12: 38-48.

索引

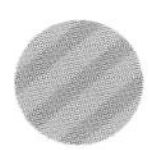

索引

あ

か

さ

た

な

レジデント必読

病棟でのせん妄・不眠・うつ病・もの忘れに対処する

精神科の薬もわかる！

2022年10月10日　第1版第1刷発行
2023年6月20日　　　　　第2刷発行

■編　集　小川朝生　おがわ　あさお

■発行者　吉田富生

■発行所　株式会社メジカルビュー社
〒162-0845 東京都新宿区市谷本村町2-30
電話　03(5228)2050(代表)
ホームページ　https://www.medicalview.co.jp/

営業部　FAX　03(5228)2059
E-mail　eigyo@medicalview.co.jp

編集部　FAX　03(5228)2062
E-mail　ed@medicalview.co.jp

■印刷所　日経印刷株式会社

ISBN 978-4-7583-0237-1　C3047